W0365408

Knaur

Dr. med. Dieter Nollau · Nadja Haas

Schöne und gesunde Füße

- Wie Sie Schmerzen und Überlastung vermeiden
- Neueste Behandlungsmethoden bei kleinen und großen Beschwerden
- Extra: Die besten Wellnesstipps

www.knaur.de

Inhaltsverzeichnis

Einleitung

»Wer kümmert sich eigentlich um die Füße?« Als diese Frage bei einem Sportorthopädie-Kongress während einer Unterhaltung mit einigen Kollegen auftauchte, war ich sofort elektrisiert. Kurz zuvor hatte ich nämlich in meiner Sprechstunde einige besonders schlimme Beispiele für Fußerkrankungen gesehen, die den Betroffenen viel an Lebensqualität genommen hatten.

Für mich stellte sich die Aufgabe, die vielfältigen Probleme zu erkennen, die hinter diesen aufregenden Fuß-Schicksalen verborgen waren – und sie zu lösen. Aber zu dieser Zeit gab es nur wenige Lösungen, denn den Füßen wurde nur geringe Aufmerksamkeit zuteil. Sie waren zwar irgendwie da, aber standen kaum im Mittelpunkt des ärztlichen Interesses. Und so begann vor 15 Jahren meine Passion für den Fuß. Es galt, ihn in allen Facetten zu begreifen und damit Lösungen für die oft schrecklichen Fußprobleme von Frauen und Männern zu finden.

Ein Leben lang Schwerstarbeiter

Unsere Füße sind ständig in Bewegung. Sobald wir gelernt haben zu laufen, strampeln sie sich ab bis ins hohe Alter. Bei Spitzenbelastung müssen sie Tonnen tragen, und dabei geht es ihnen oft gar nicht gut: Etwa 80 Prozent der Deutschen sind fußkrank. Vor allem orthopädische Erkrankungen wie Senk-, Spreizfuß, Hallux valgus oder rigidus, Fersensporn und alle Formen von Deformitäten, aber auch unmittelbare Probleme wie Druckschwielen und Hornhaut können den Alltag schmerzhaft machen. Das warf für mich zahlreiche Fragen auf:

- Sind diese Probleme in vielen Fällen durch falsches Schuhwerk hervorgerufen?
- Welche Schuhe sind also gut für den Fuß?
- Gibt es einen »vererbbaren Faktor« Fuß?
- Bei welchen Fußerkrankungen sollte man zum Arzt gehen?
- Wann hilft eine gute Fußpflege?
- Wie kann man seine Füße bis ins hohe Alter gesund halten?
- Was kann ich mit meinen Operationen zum Guten bewegen?

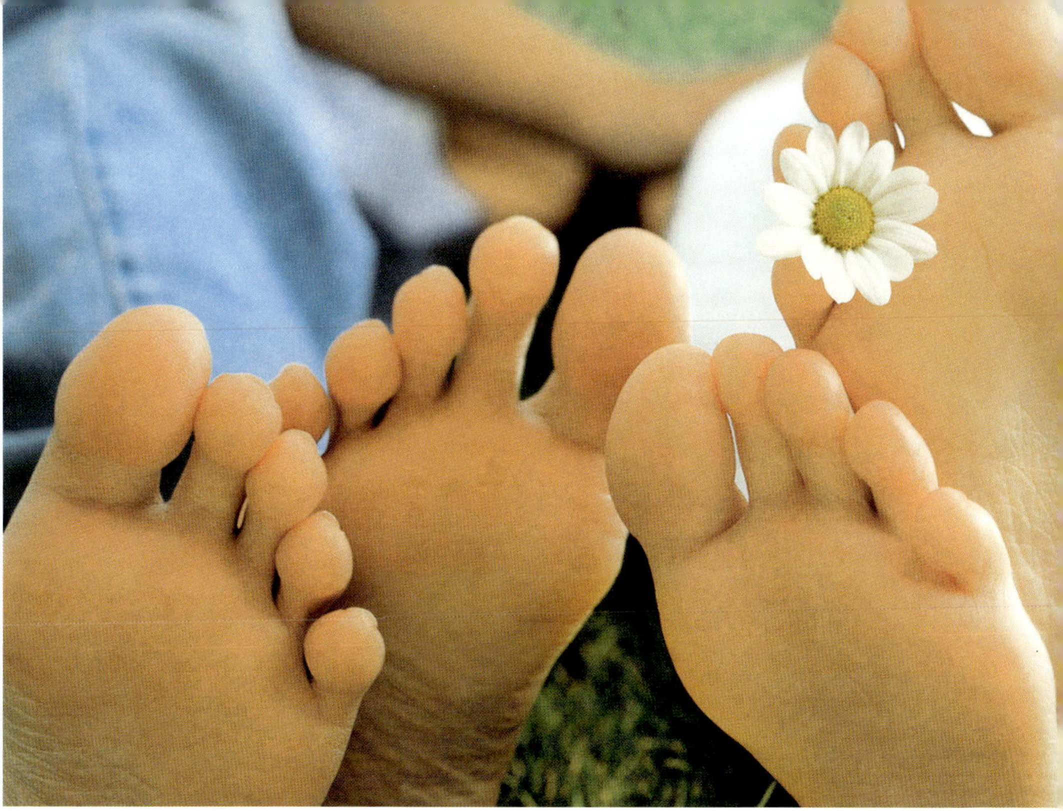

Die Füße sind mit der wichtigste Teil unseres Körpers, weil sie uns durch das Abenteuer Leben tragen.

Neue Behandlungsansätze bringen Sie wieder »in Tritt«

Anfang der 1990er Jahre wurden diese – meine – Fragen auch international öfter gestellt. Es bildete sich ein Spezialgebiet Fußerkrankungen. Die Funktion des Fußes wurde unter den Gesichtspunkten von Statik, Dynamik und Belastung neu definiert. Es wurden Lösungen entwickelt, die mit und ohne Operation den Betroffenen halfen und Zufriedenheit schenkten.
Der verzweifelte Ausruf manches Patienten: »Nichts geht mehr!« war der Ansporn, Lebensqualität und Ästhetik zu verbessern. Mit meinem Wissen Ihre Aufmerksamkeit für das Befinden Ihrer eigenen Füße zu wecken, um größere Katastrophen zu verhindern, das alles hat mich schließlich dazu geführt, den Fuß in den Mittelpunkt dieses Ratgebers zu stellen.

Dieses Buch ist Prof. Peter Boesch, Wien, in Bewunderung gewidmet, der mit einer genialen Idee vielen Menschen geholfen hat.

München, im Frühjahr 2003
Dr. med. Dieter Nollau

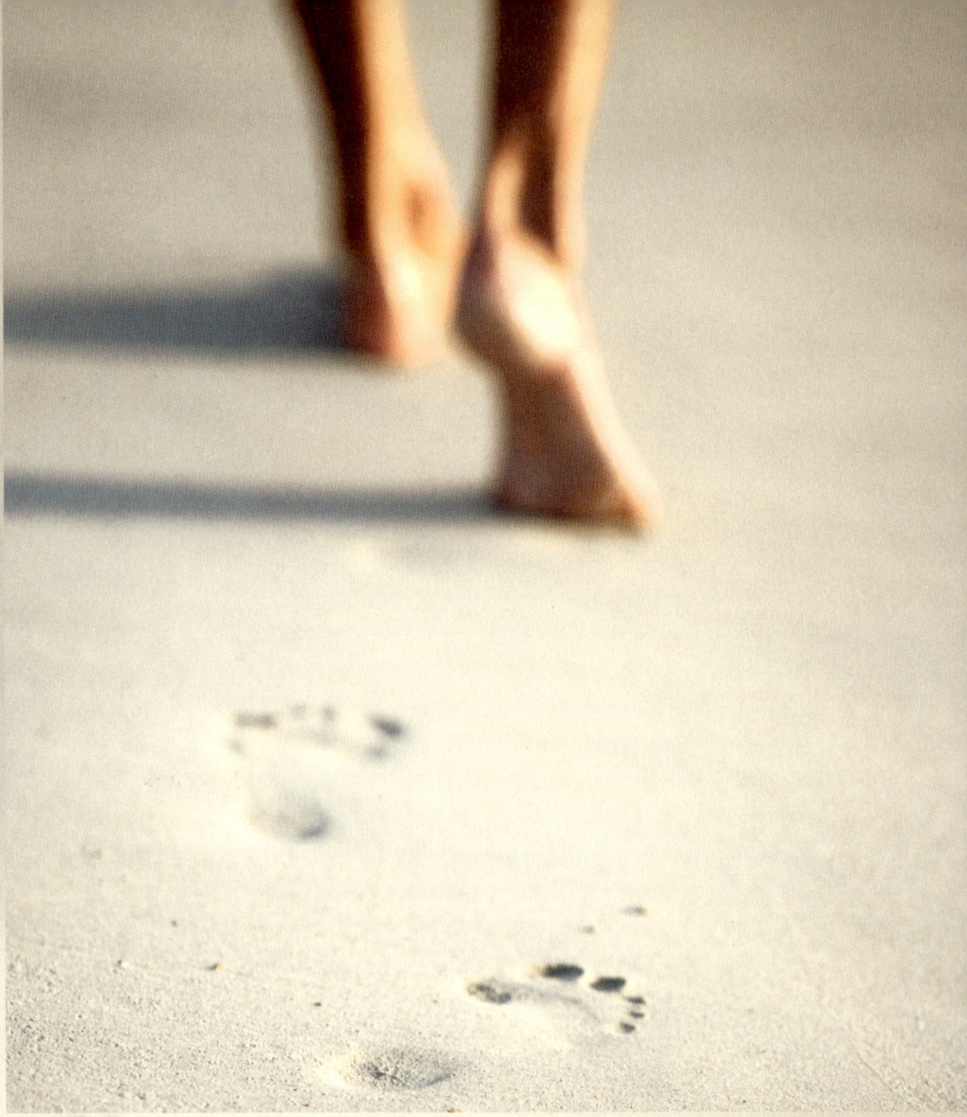

Gesunde Füße bedeuten Lebensqualität

Unseren Füßen schenken wir wenig Aufmerksamkeit – so lange sie problemlos »funktionieren«. Erst wenn sich Beschwerden einstellen, wird uns bewusst, wie sehr Beweglichkeit und Lebensfreude von gesunden Füßen abhängen.

Kleinkinder beginnen ab dem ersten Lebensjahr laufen zu lernen. Auf eigenen Beinen zu stehen, die ersten Schritte zu machen ist für jeden Menschen eine wichtige Entwicklungsphase. Schritt für Schritt erobern wir die Welt. Wie ein Mensch auftritt, gibt etwas über seinen Charakter preis. Wir spüren sehr wohl, ob unser Gegenüber sicher und energisch ausschreitet mit einem aufrechten Gang oder ob seine Schritte eher tänzelnd und unruhig wirken. Wenn ein neuer Patient meine Praxis betritt, ist sein Auftreten meine erste Information. Schon an Gang und Haltung lassen sich Rückschlüsse auf mögliche gesundheitliche Probleme – nicht nur der Füße – erkennen, die ich oft später bei der genauen Untersuchung bestätigt finde.

Strapaziert und vernachlässigt – unsere »Gehwerkzeuge«

Wir gehen, laufen und springen, ohne dabei auch nur einen einzigen Gedanken an unsere Füße zu verschwenden – solange wir sie nicht spüren. Erst wenn Schuhe drücken, Fußsohlen brennen und Zehen schmerzen, merken wir, wie wichtig gesunde Füße für unser Wohlbefinden sind. Wenn das Laufen und Gehen schwerfällt, jedes Stehen und jeder Schritt zur Qual wird, verlieren wir ein elementares Stück Lebensqualität.

Heute legt der Mensch im Durchschnitt 6000 Schritte pro Tag zurück, das bedeutet: In einem Leben umrunden wir etwa viermal die Erde.

Jugendsünden rächen sich später

»Auf eigenen Füßen stehen« ist nicht nur eine Redensart, denn unsere Füße tragen die eigentliche Hauptlast im Alltag. Sie leisten Schwerstarbeit ein Leben lang – auf einem Weg mit eingebauten Schikanen: falsche Schuhe, fehlende Pflege, Übergewicht und Überbelastung, Ignoranz schmerzhafter Signale, irgendwie wird es schon »gehen«. Das Besondere unserer Füße verkennen wir. Durch stark belastenden, mitunter maßlosen Freizeitsport wie Joggen, Tennis oder Fußball werden unsere Füße zusätzlich strapaziert. Was die Jugend noch leichter verzeiht, wird spätestens ab dem 45. Lebensjahr akut: Bei 85 Prozent der Frauen und 15 Prozent der Männer jenseits dieser magischen Altersgrenze machen sich die Füße schmerzhaft bemerkbar, und meist beginnt hier ein langer Leidensweg.

Füße sprichwörtlich

Nicht umsonst haben viele Redensarten Füße zum Inhalt:

- Wir machen »einen großen Schritt nach vorne«, »bekommen kalte Füße«, »setzen etwas in Gang« oder stellen fest, »da läuft was falsch«.
- Der Grund für schlechte Laune kann sein, dass wir »mit dem linken Fuß zuerst aufgestanden sind«.
- Bei Problemen versucht man, »Boden unter die Füße zu bekommen«.
- Auch Aussagen wie »auf zu großem Fuß leben« oder »Fersengeld geben« haben Füße zum Inhalt.

Historische Perspektive

Vor etwa zwei Millionen Jahren begannen unsere Vorfahren damit, sich allmählich von ihren bis dahin vier »Füßen« aufzurichten. Der aufrechte Gang bedeutete für die hinteren Extremitäten eine große Herausforderung, denn die »Füße« waren ursprünglich so konstruiert, jeweils nur ein Viertel des Körpergewichts zu tragen. Jetzt verdoppelte sich die Last für die echten »Füße«. Auch die Wirbelsäule, die sich zuvor zwischen den Vorder- und Hinterbeinen wölbte, kam in eine neue, aufrechte Position. Die große Zehe, bisher gleich dem »Daumen« als Greifwerkzeug nutzbar, verlagerte sich in eine Reihe mit den anderen Zehen und war von nun an Stütze des Fußes. Die Ferse senkte sich zum Boden, damit war der Übergang vom Zehengänger zum Fersengänger vollzogen. Am Ende dieser Entwicklung stand der aufrecht auf zwei Beinen gehende Homo sapiens, und damit kamen auch die Probleme ...

Objekte der Demut und der Erotik

Füße spielen auf jedem Kontinent eine andere Rolle. In manchen Kulturen kennt man bis heute rituelle Fußwaschungen als Zeichen der Demut und der besonderen Aufmerksamkeit. Die asiatische Sitte, Füße zu küssen, gilt als Geste der Unterwerfung und Ehrerbietung. Buddhisten, Hindus und Muslime ziehen vor dem Betreten eines Tempels wie auch zu Hause ihre Schuhe aus.

Im alten China strahlte der weibliche Fuß eine enorme Erotik aus. Um Füße und Gang besonders reizvoll zu machen, wurden Frauenfüße eingebunden. So wurde der gesunde Fuß in eine zierliche Form zum »Lotosfuß« gepresst. Die oft grauenvolle Kehrseite dieser besonderen Verehrung des Fußes: Die Knochen konnten sich nicht normal entwickeln und verkümmerten auf schmerzhafte Weise. Aber eins ist in all diesen Ritualen gleich: Der Fuß wurde als etwas Besonderes betrachtet.

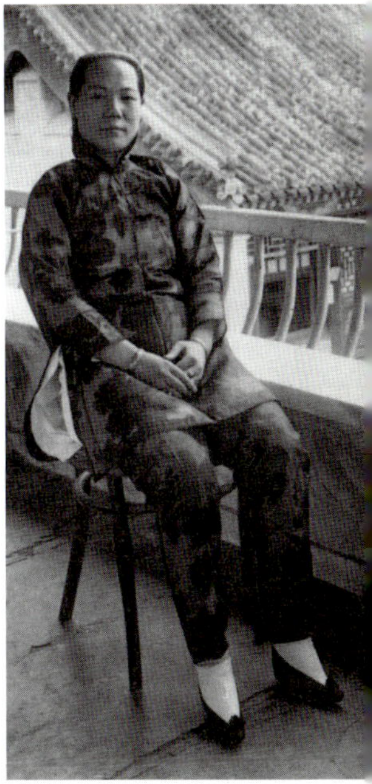

Um das Ideal des zierlichen Frauenfußes zu erreichen, erduldeten chinesische Frauen über Jahrhunderte qualvolle Prozeduren.

Rechtzeitige Aufmerksamkeit erspart Schmerzen

In Europa spielen Füße nur eine untergeordnete Rolle. Das ändert sich erst dann schlagartig, wenn sie sich bemerkbar machen. Wenn gar nichts mehr »geht«, werden wir uns unserer Füße plötzlich und deutlich bewusst. Füße sind empfindlich, Schmerzen an dieser Stelle treffen uns mehr als man ahnt. Jeder Schritt wird dann zur Qual, selbst kleine Entfernungen zum Spießrutenlauf.
Glücklicherweise kennen die moderne Medizin und ihre Spezialisten heute eine Vielzahl wirksamer Behandlungsmethoden, um die meisten Fußprobleme zu lindern oder gar zu beheben. Die Signale des Körpers frühzeitig wahrzunehmen ist auch bei dieser Art von Problemen die beste Reaktion. Und sie erspart oft große Reparatureingriffe. Manchmal genügen nach Erkennen des Fußproblems schon Einlagen im Schuh oder die spezielle Zurichtung der Schuhsohle, um die Schmerzen beim Gehen abzustellen. Dennoch kann ein chirurgischer Eingriff unumgänglich sein, um etwa einen deformierten Zeh zu behandeln. Fußprobleme betreffen Frau und Mann gleichermaßen – leider hat aber gerade hier die Frau die größere Last zu tragen, denn überwiegend sind die Füße ihr Thema.

Fußwelten – ein anatomischer Streifzug

Füße sind ihrem Aufbau ein kleines Wunderwerk. Das Zusammenspiel aus Knochen, Bändern, Sehnen und Muskeln ist so fein aufeinander abgestimmt, dass wir uns nicht nur aufrecht fortbewegen, sondern auch laufen, springen, hüpfen und tanzen können. Im Verhältnis zu ihren Aufgaben sind Füße kleine Kraftpakete. Selbst die Fußzehen übernehmen große Aufgaben.

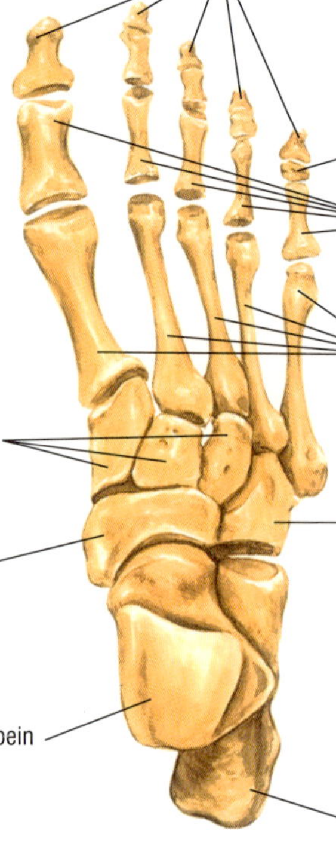

Extrembergsteiger, die bei ihren Himalayatouren durch Erfrierungen in den unwirtlichen Höhen Fußzehen verloren haben, spüren dies deutlich: Schon der Verlust einer einzigen Zehe stört das Gleichgewicht empfindlich. Wer darüber Bescheid weiß, auf welche Weise Füße funktionieren, wird ihnen sicher mehr Beachtung schenken.

Aufgaben des Fußes

Der menschliche Fuß hat sich im Laufe der Evolution von einem Greif- und Kletterfuß zu einem Lauf- und Standfuß entwickelt. Der fünfstrahlige Bauplan des Fußes blieb dabei erhalten. Neu war die Entwicklung der Fußgewölbe, des Fersenbeins und die Verkürzung der Zehenlängen. Ein gesunder menschlicher Fuß hat drei wesentliche Aufgaben:

- Statik: Er trägt das Gewicht des Körpers.
- Belastung: Er reguliert das Gleichgewicht für den aufrechten Gang.
- Dynamik: Er sorgt für die verschiedenen Bewegungsmöglichkeiten.

Eine Vielzahl kleinster Knochen

Die Tatsache, dass wir auf unseren Füßen stehen und gehen können, stützt sich auf insgesamt 28 einzelne Knochen, die beiden Sesambeine eingerechnet. Der Fuß lässt sich in drei Bereiche aufteilen:

- Der Rückfuß besteht aus Ferse, Sprungbein und Fersenbein.
- Der Mittelfuß wird aus dem Kahnbein, dem Würfelbein, drei Keilbeinen und dem Mittelfußknochen gebildet.
- Die fünf Zehen bilden den Vorderfuß. Die Großzehe besteht aus zwei, die anderen Fußzehen aus je drei Knochen.

Das Sprunggelenk als Verbindungsglied zwischen Fuß und Bein besteht aus dem oberen und unteren Sprunggelenk.

Der Fuß ist ein hochkompliziertes Gebilde aus 28 Knochen, 30 Gelenken und 107 Bändern und Sehnen.

Gelenke und Sehnen sorgen für Beweglichkeit

Eine Knorpelschicht polstert und schützt die Knochenenden, Gelenkflüssigkeit benetzt die Knorpel der über 30 Gelenke, welche die Knochen miteinander verbinden. Damit die Gelenkflüssigkeit nicht abfließt, liegt um jedes Gelenk eine Kapsel aus Bindegewebe.

Jeweils vier Sehnen führen zu den Knochen der fünf Zehen. Insgesamt besitzt der Fuß 107 Sehnen und kleine Bänder. Die Sehnen übertragen die Muskelkraft zum jeweiligen Knochen, die Bänder unterstützen die Sehnen und halten den Fuß kontrolliert fest. Die stärkste davon ist die elastische Achillessehne. Sie ist ca. 10 bis 15 cm lang, etwa 1,5 cm breit und besitzt eine hohe Reißfestigkeit, aber geringe Dehnbarkeit. Der Achillessehne fehlt eine Sehnenscheide, dafür hat sie aber ein kompliziert gebautes Gleitlager mit verschiedenen Schleimbeuteln.

Blutgefäße und Muskeln

Ein Geflecht aus Adern und Nerven überzieht den Fuß. Am Fuß verlaufen Lymphgefäße, jedoch gibt es keine Lymphknoten. Je nach Lage am oder zum

Fuß unterscheidet man zwischen zwei Muskelgruppen, den extrinsischen (äußeren) und den intrinsischen (inneren) Muskeln. Die extrinsischen Muskeln entspringen am Unterschenkel, die intrinsischen Muskeln am Fußskelett. Kräftige Muskeln am Fußboden und die besonders dicke Haut (Hornhaut) in dieser Region schützen Sehnen und Knochen bei jedem Schritt, sonst könnte schon ein winziger Stein den Fuß beim Auftreten verletzen. Die Schienbeinmuskulatur streckt die Zehen, die Wadenmuskulatur hebt den Vorfuß und beugt die Zehen. Wie ein Scharnier wirkt das obere Sprunggelenk; es ermöglicht das Heben und Senken des Fußes. Das untere Sprunggelenk – ein Ausgleichsgelenk zwischen Rück- und Vorfuß vergleichbar mit einer Radaufhängung beim Auto – ist für das Abrollen zuständig. Das Zusammenspiel aller Verbindungselemente sorgt für einen bequemen, sicheren Gang und gibt dem Fuß vor allem bei starken Belastungen Festigkeit.

Der Fuß ist ein höchst kompliziertes anatomisches Gebilde: Um einen Schritt nach vorne zu tun, sind einige hundert Helfer in Form von Muskeln, Sehnen und Bändern in Aktion.

Test für Bänder, Kapseln und Sehnen

So können Sie Ihre Füße selbst untersuchen:

- Umfassen Sie zuerst mit dem Daumen und Zeigefinger der rechten Hand die Großzehe an Ihrem linken Fuß. Mit der linken Hand halten Sie den restlichen Teil des linken Fußes fest.
- Verschieben Sie nun mit den Händen diese beiden Teile Ihres Fußes gegeneinander. Je schwieriger das geht, um so besser: Bei einem gesunden Fuß können Sie die beiden Teile kaum verschieben, weil Bänder, Kapseln und Sehnen die Festigkeit und Funktion des Längs- und Quergewölbes garantieren.
- Wenn sich der linke und rechte Teil Ihres Fußes ohne Widerstand leicht mit den Händen gegeneinander bewegen lässt, dann sind Bänder, Sehnen und Bindegewebe des Fußes bereits gelockert. Diese mangelnde Stabilität führt zu krankhaften Veränderungen.
- Um Ihren rechten Fuß zu untersuchen, umfassen Sie mit Daumen und Zeigefinger der linken Hand die Großzehe und mit der rechten Hand den restlichen Teil des rechten Fußes.

Krabbelkinder haben noch weiche Füße

Der kindliche Fuß unterscheidet sich wesentlich von dem eines Erwachsenen. Der Fuß des Säuglings ist noch von einer dicken Weichteilschicht bedeckt. Die Anatomie formt sich allmählich um, wenn das Kind zu laufen beginnt. Auch verschwindet zunehmend das Fettpolster. Die Bänder festigen sich, das bislang flache Fußgewölbe wird angehoben.
In den ersten Jahren nach der Geburt wachsen die Füße sehr schnell. Mädchen erreichen ihre Fußendlänge mit ca. 13 Jahren, Jungen mit ca. 15 Jahren. Die Wachstumsfugen der Fußknochen schließen sich zwischen dem 12. und 20. Lebensjahr.

Zwei Gewölbe federn jeden Schritt ab

Beim gesunden Fuß sind das Längs- und das Quergewölbe gut durchgeformt. Das Längsgewölbe wölbt sich von den Zehen in Richtung Fußgelenk, das Quergewölbe von der Innen- zur Außenseite des Fußes. Diese beiden Fußgewölbe im Fußskelett federn jeden Schritt wie ein Stoßdämpfer ab. Bei Senk- und Plattfüßen haben sich diese Gewölbe abgesenkt und können die Schritte nicht mehr dämpfen.

Die natürliche Laufbewegung

Die Fußbewegung während des Laufens besteht aus zwei Phasen. Wir setzen den Fuß in der Regel zuerst mit dem Außenrand am Boden auf, beginnend mit der Ferse. Unmittelbar danach knickt der Fuß leicht nach innen, das Fußgewölbe flacht ab und dämpft den Stoß. Diese Abflachung des Längsgewölbes hält so lange an, bis die ganzen Muskeln und Sehnen der Fußsohle sich wieder anspannen und die Bewegung des Abdrucks vom Boden beginnt.
Dieses natürliche Einknicken des Fußes nach innen bei jedem Laufschritt nennt der Fachmann »Pronation«. Übersetzt bedeutet dies »vorwärts neigen« und stellt eine natürliche Bewegung dar, die wir bei jedem Schritt ausführen, ohne darüber nachzudenken: Die Fußsohle dreht sich nach innen. Das Gegenteil, wenn die Sohle nach außen dreht, bezeichnet man als »Supination«. Auch das passiert automatisch, wenn der Fuß aufsetzt.

Knickt der Fuß übermäßig nach innen, bezeichnet man das als Überpronation. Bei einem solchen Knickfuß ist die Bewegung zu ausgeprägt. Die unnatürliche Belastung der Gelenke führt zu Veränderungen im Mittelfuß. Eine übermäßige Pronation hat schließlich den Plattfuß zur Folge.

Prüfen Sie Ihre Fußgewölbe

Stellen Sie sich dazu mit nassen Füßen auf ein farbiges Papier. Der Abdruck zeigt Ihnen genau die Form Ihrer Füße und ob die Längs- und Quergewölbe an Ihren Fuß durchgeformt oder abgesenkt sind. Alle übermäßigen oder falschen Belastungen führen zu sichtbaren Veränderungen der Füße. Welche Erkrankungen daraus entstehen und wie man sie behandelt, lesen Sie ab Seite 40.

Ein Hohlfuß bildet sich wie Abbildung 1 ab, ein gesunder Fuß wie Abbildung 2 und ein Plattfuß wie Abbildung 3.

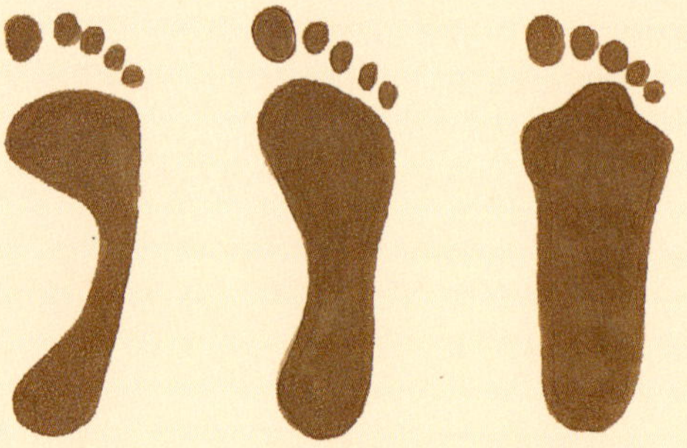

Abb. 1 Abb. 2 Abb. 3

Auch bestimmte Sportarten fördern die Veränderung des Fußes. Bei Männern trifft es vor allem Fußballspieler, weil sie eine extrem hohe Belastung auf dem Standbein haben, bei Frauen überwiegend Turnier-, Balletttänzerinnen und Tennisspielerinnen. Am meisten sind natürlich alle »stehenden« Berufe gefährdet. Hier tragen die Füße die Hauptlast. Das gilt auch eingeschränkt für Männer.

Der Nagel schützt den empfindlichen Zeh

Der Fußnagel setzt sich aus verschiedenen Teilen zusammen. Die durchsichtige Nagelplatte ist die obere Nagelschicht, darunter liegt das Nagelbett. Die Haut um den Nagel, seitlich und in der Mitte, heißt Nagelwall.

Der vordere freie Nagelrand ist der hervorstehende Teil der Nagelplatte, den Sie abschneiden können, die Keimzone oder auch Nagelwurzel hingegen liegt unter dem hinteren Nagelwall. Den weißlichen Halbkreis im Nagelbett vor dem hinteren Nagelwall nennt man Lunula. Der Nagel in diesem mehrschichtigen Aufbau erfüllt vielseitige Schutzfunktionen und reagiert äußerst sensibel auf Störungen wie z.B. zu enge Schuhe.

Frauen und Männer – der kleine Unterschied

Ob Frau oder Mann, jung oder alt – jeder steht auf anderen Füßen. Die Kombination aus Anlage, Vererbung und »Eitelkeit« ist daran schuld, dass 85 Prozent aller Frauen schon ab 40 Jahren unter Fußproblemen leiden. Männer haben den Vorteil stärkerer Bänder und Muskeln, sodass nur etwa 15 Prozent Probleme mit den Füßen haben. Genetisch bedingt trifft es daher viermal so viel Frauen wie Männer.

Schwaches Bindegewebe leitet die Deformierung ein

Wenn erste Veränderungen am weiblichen Fuß auftreten, beginnen sie mit einem Absenken des Quergewölbes. Der Grund: Die sehnigen und knorpeligen Verbindungen zwischen den Gelenken der Fußknochen geben nach, weil Frauen Anlage bedingt ein schwächeres Binde- und Stützgewebe haben. Das erste Resultat dieser Schwachstelle ist der Senkfuß.

Zum Senkfuß entwickelt sich der Spreizfuß. Diese Fußveränderung schreitet fort und führt nun dazu, dass auch das Längsgewölbe absinkt. In der Folge entwickelt sich der Plattfuß. Bei den meisten Frauenfüßen knickt dann der Fuß auch noch nach innen (Überpronation), und der Knickfuß stellt sich ein. Parallel dazu entwickelt sich ein Ballenzeh (Hallux valgus). Dieses Vollbild der Fußveränderung nennt der Fachmann »komplexe Vorfußdeformität«. Mehr dazu lesen Sie ab Seite 58f.

Sie können die Entwicklung vom Senk- zum Spreizfuß ganz einfach simulieren: Stellen Sie eine Hand mit den Fingerspitzen auf den Tisch. Wenn Sie nun die Hand langsam gegen den Tisch drücken, spreizen sich die Finger immer weiter ab. Das Gleiche passiert im übertragenen Sinne mit dem Fuß. Die Zehen und Fußstrahlen drücken sich nach außen.

Männer bekommen eher Plattfüße

Für Männerfüße sind andere Veränderungen typisch. Durch das stärkere Binde- und Stützgewebe steht bei Männern nicht ein Senk-, sondern ein Plattfuß am Anfang. Die Verbindungen zwischen den Gelenken sind zwar stabiler, jedoch lassen die Belastung und die Druckverteilung auf den Fuß durch Gewicht und Masse das Längsgewölbe allmählich absinken. Der Senkfuß aufgrund eines absinkenden Quergewölbes tritt nur bei 15 Prozent der Männer auf. Zusätzlich zum entstandenen Plattfuß entwickelt sich durch Überpronation häufig ein Knickfuß. Eine solche Vorfußdeformität am männlichen Fuß hat jedoch selten einen Ballenzeh als Begleiterscheinung. Männer, die an einer Vorfußdeformität leiden, können meist nur maximal vier

Stunden am Tag gehen, dann zwingen sie starke Schmerzen zum Entlasten der Füße. Diese Schmerzen entstehen, weil man auf den Mittelfußköpfchen geht. Hier hilft nur noch ein chirurgischer Eingriff, bei dem das Gewölbe wieder aufgerichtet wird und die Mittelfußköpfchen in ihre ursprüngliche Lage gebracht werden. Welche Operationsmethoden es gibt und wie diese funktionieren, erfahren Sie ab Seite 80.

Mit dem ersten Schritt – gesunde Kinderfüße

Schon die kleinen zarten Babyfüßchen bedürfen aufmerksamer Fürsorge. Bereits unmittelbar nach der Geburt werden an den Füßen viele wichtige Reflexe überprüft. Darüber hinaus wird der Kinderarzt auch versuchen, eventuell vorhandene Deformierungen an den Füßen zu entdecken. Diese können oft schon im Mutterleib entstehen. Werden sie übersehen, entwickeln sich im Laufe der Jahre meist Schwächen im Fußgewölbe und in der Muskulatur. Diese vernachlässigten Schäden fallen dann vielleicht erst bei den obligatorischen Schuluntersuchungen auf.

So finden Sie heraus, ob Ihr Baby einen fixierten Sichelfuß hat: Wenn Sie beim Wickeln mit dem Daumen über die Fußsohle Ihres Babys streichen, geht das Füßchen automatisch zuerst in die Sichelform-Haltung, dann wieder zurück in die normale Fußstellung. Falls nicht, handelt es sich um einen fixierten Sichelfuß, der dringend von einem spezialisierten Arzt behandelt werden muss.

Wenn Babyfüße behandelt werden müssen

Manchmal jedoch kommt ein Baby schon mit einer Fehlstellung zur Welt. Durch den Druck der Gebärmutterwand können die Füße des Babys im Mutterleib nach vorne oder nach einer Seite »geklappt« werden. Diese so genannten Hackenfüße sind harmlos und bilden sich von selbst zurück. Anders beim Sichelfuß, der sich nach innen krümmt. Diese Veränderung sollte, wenn sich der Fuß leicht in die richtige Stellung bringen lässt, durch Massage entlang des äußeren Fußrandes korrigiert werden. In ausgeprägten Fällen helfen orthopädische Schienen im Rahmen der Sichelfuß-Therapie.
Beim Klumpfuß fällt bereits bei der Geburt eine Fehlstellung des Fußes mit Spitz- oder Hohlfuß oder durch Außendrehung der Ferse und Innendrehung des Vorfußes sichtbar auf. Im Gegensatz zur Klumpfuß-Haltung lässt sich der echte Klumpfuß nicht in eine normale Stellung bringen. Mit konsequenter orthopädischer und im Alter von drei bis vier Monaten operativer Behandlung kann die Fußfehlstellung korrigiert werden.

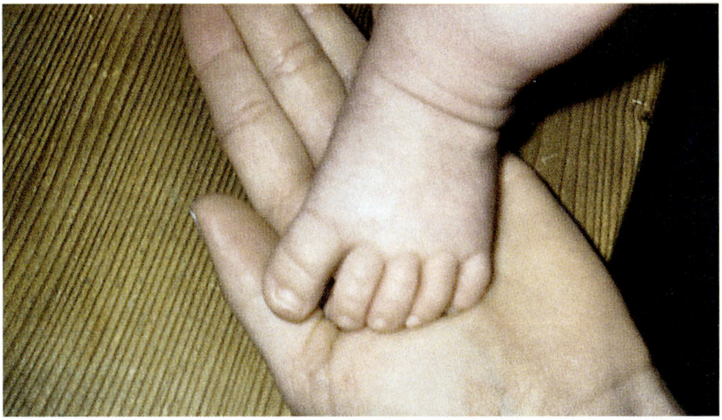

Es gibt wohl kaum hübschere Füße als die von Babys oder Kleinkindern. Nichts verunstaltet die kleinen Füße. Und obwohl die meisten Kinder mit gesunden Füßen zur Welt kommen, leiden sie später als Erwachsene unter Problemen.

Die gesunde Fußentwicklung fördern

Das frühe Tragen von Schuhen und falsches Schuhwerk schwächen die Fußmuskulatur. Deshalb haben heute selbst schon Kinder und Jugendliche Fußfehler. Da in jungen Jahren selten Beschwerden auftreten, wird oft nichts unternommen. Erst die obligatorische Schuluntersuchung bringt die Senk-, Spreiz- oder Plattfüße ans Licht.

Schuld an krankhaften Fußveränderungen sind meistens unpassende Schuhe in der Kindheit. Ein Kind ist noch nicht in der Lage, seine Eltern über Fußprobleme, die schmerzhaft sein können, zu informieren. Deshalb liegt es an den Eltern, auf die gesunde Entwicklung der Füße ihrer Kinder zu achten. Kleinkinder brauchen Bewegungsfreiheit. Barfuß gehen ist daher günstig, allerdings auf weichem Boden. Barfuß gehen auf Beton oder ständiges Hüpfen hingegen belastet die Füße.

Kinder brauchen ständig neue Schuhe

Wenn Kinderschuhe verwendet werden, dann nur ein guter Lauf-Lern-Schuh, und auch dieser nicht zu früh. Der Kinderfuß hat normalerweise kleine Fettpolster an der Innenseite und benötigt daher nur eine leichte Unterstützung. Später verschwindet dieses Polster von selbst, dann brauchen Kinder Schuhe mit fester Fersenfassung.

Viele Eltern finden es zum Haareraufen: Die Notwendigkeit neuer Schuhe ist bei Kindern ein Dauerthema. Im zweiten und dritten Lebensjahr wachsen die Füße pro Jahr um zwei bis drei, im Kindergartenalter um etwa zwei Größen. Schulkinder legen ein bis zwei Schuhgrößen im Jahr zu. Eltern sollten regelmäßig die Größe der Füße kontrollieren und zu klein gewordene Schuhe sofort auswechseln. Diese wiederum sind nun »verbraucht« und sollten nicht von kleineren Geschwistern getragen werden.

Entscheidende Kriterien beim Kinderschuh-Kauf!

1. Die Schuhe müssen weit genug sein, damit Fuß und Zehen sich frei bewegen können.
2. Das Vorderteil muss bei leichtem Druck mit der Hand um 90 Grad zu biegen sein.
3. Das Oberleder muss aus sehr weichem Material sein.
4. Die Sohle muss biegsam und rutschfest sein.
5. Der Schuhrücken muss den Fußknöchel stützen und den Fuß vor Verrenkungen schützen.
6. Der Schuh soll nicht höher sein als der Knochen des Fußknöchels, damit dieser sich frei bewegen kann.

! Sparen Sie nie an Kinderschuhen, auch wenn die Kleinen ständig wieder herauswachsen. Zahlreiche Fußerkrankungen können sonst die Folge sein.

Gute Schuhe von Kindesbeinen an

Es ist alarmierend, dass viele Kinder in ungeeigneten Schuhen herumlaufen. Laut Statistik trägt jedes zweite Kind zu kleine Schuhe, ohne dass dies erkannt wird. Hier wird der Grundstein für spätere Haltungsschäden und Fußprobleme gelegt. Ein durchschnittlicher Fuß ist bei der Geburt 7,5 cm lang und erreicht am Ende seiner Entwicklung ca. 26 cm Länge.

Die Fußknochen bleiben lange biegsam

Bei der Geburt und noch einige Monate später ist der Fuß nur teilweise verknöchert. Er ist deshalb möglichem Druck, z. B. durch die Schlafposition des Kindes, ausgeliefert.

Mit einem Jahr misst der Fuß ca. 12 cm, in diesem Lebensabschnitt wächst er am schnellsten, und das Kind beginnt normalerweise zu laufen. Bis zum fünften

Lebensjahr wächst der Fuß durchschnittlich 0,9 cm pro Jahr. In dieser Wachstumsphase sollte das Kind gute Schuhe tragen, die den Fuß stützen und ihm Halt geben. Jede Schuhgröße entspricht einem Wachstum von 6,6 mm. Bis das Kind fünf Jahre alt ist, wächst der Fuß um fünf oder sechs Schuhgrößen. Deswegen empfiehlt es sich, Kinderfüße wenigstens alle drei Monate zu messen. So gehen Sie sicher, dass Ihr Kind keine zu kleinen Schuhe trägt.
Ein Schuh passt dann, wenn er zwischen 6 und 12 mm länger ist als der Fuß selbst. Der Fuß hat dann genug Platz, sich zu bewegen. Ist ein Schuh zu groß, stützt er den Fuß nicht richtig; ist ein Schuh zu klein, kann der Fuß nicht richtig weiter wachsen.

Hallux valgus im Kindesalter

Der Ballenzeh bei Kindern ist eine besonders auffällige Erkrankung. Schon in jungen Jahren kann das Großzehen-Grundgelenk in seiner Funktion gestört sein. In verschiedenen Studien wurde festgestellt, dass es aufgrund genetischer Veranlagung zu dieser besonders auffälligen Deformität kommt.
Direkte Verwandte der Kinder haben das gleiche Problem. Viele Patienten, die als Erwachsene eine Hallux-valgus-Korrektur vornehmen lassen, litten bereits im Kindesalter an dieser Veränderung, die mit Jahren immer deutlicher und schmerzhafter wurde.

Knickfuß begünstigt die Krankheitsentwicklung

In der Regel weisen Kinder nur eine geringe Abweichung im Grundgelenk der Großzehe aus oder klagen selten über Schmerzen. Die ersten Beschwerden treten meist dann auf, wenn junge Mädchen damit beginnen, modische Schuhe zu tragen; bei Jungen fallen diese Probleme häufiger im Sport auf, etwa beim Fußball spielen. Auch hier ist die Verteilung der Erkrankung mit etwa 85 % zu 15 % für das weibliche Geschlecht deutlich ungünstiger.
Ein wesentlicher Risikofaktor für einen Hallux valgus im Jugendalter ist eine ausgeprägte Pronation, wenn der Fuß beim Gehen oder Laufen nach innen knickt. Mittelfristig führt das zum Einsinken des Längsgewölbes, zur Ausprägung des Ballenzehs und zur Knickfuß-Ausbildung im Jugendalter.

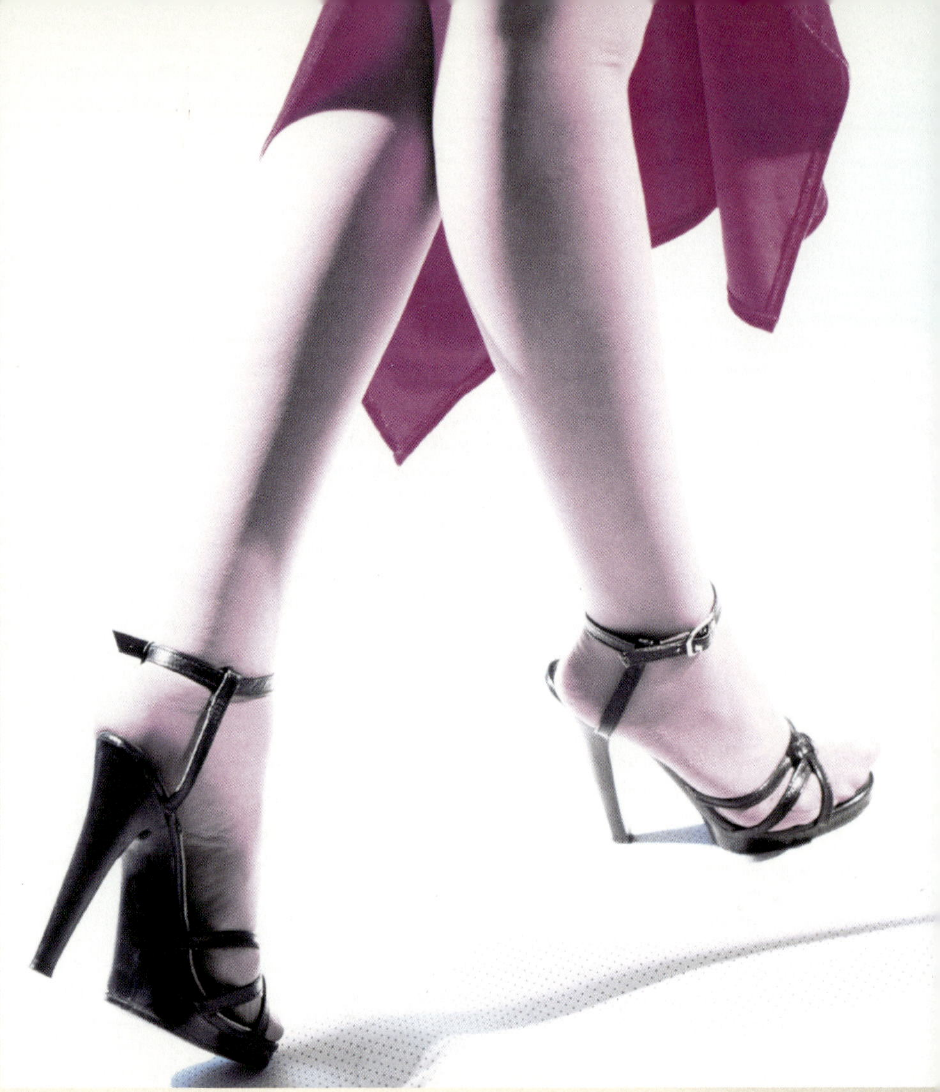

Frauen und Füße – ein besonderes Paar

Welche Frau kennt nicht den Seufzer am Ende eines Tages, wenn sie aus den Stöckelschuhen in bequeme Slipper schlüpfen kann? Die weibliche Dreieinigkeit »Hormone – Vererbung – Eitelkeit« ist an den bei Frauen vierfach häufigeren Fußproblemen nicht ganz unschuldig.

Frauen haben Anlage bedingt ein anfälligeres Stütz- und Bindegewebe. Hinzu kommen die »üblichen Verdächtigen« wie hormonelle Einflüsse, Belastungen durch Schwangerschaft und Geburt und zusätzlich auch noch das leidenschaftliche Tragen hoher Schuhe trotz schwachen Stütz- und Bindegewebes. Man kann das verstehen, denn hohe Schuhe sorgen für eine attraktive, elegante Erscheinung, aber Stil und Design der Schuhmode nehmen leider kaum Rücksicht auf die Gesundheit. Aus diesen drei Hauptgründen leiden etwa 85 Prozent aller Frauen ab 40 Jahre an erheblichen Fußbeschwerden und oftmals schon Fußdeformitäten.

Wenn Sie den ganzen Tag oder die Nacht auf hohen Absätzen unterwegs waren, sollten Sie am nächsten Tag eine Schonfrist einlegen und Ihre geschundenen Füße mit Massage, Fußbad, Gymnastik und bequemen Schuhen verwöhnen.

Schöne Schuhe – kranke Füße?

Laut Statistik besitzen Frauen der westlichen Welt mindestens 30 Paar Schuhe, Sammlerinnen bringen es oft auf weit über 100 Paar. Ob ein Schuh praktisch und bequem ist, spielt eine untergeordnete Rolle – meist ist es Liebe auf den ersten Blick und der Beginn einer schmerzhaften Leidenszeit. Und wenn ein Schuh gefällt, kaufen 88 Prozent aller Frauen Schuhe auch schon mal eine Nummer zu klein. Man gönnt sich ja sonst nichts! Schuhe, die perfekt passen, sind eher die Ausnahme. Den Beweis liefert das Röntgenbild auf Seite 22: Es zeigt, wie sich das Fußskelett in Pumps verformt und die Belastung auf die Fußballen konzentriert ist.

Auch Highheels können gut passen

Hohe oder schmale Schuhe sind nicht grundsätzlich Gift für die Füße. Passende Schuhe können eine Wohltat für die Füße sein. Problematisch wird es, wenn Schuhe die Füße in ihrer natürlichen Form behindern, das heißt einengen oder in eine extreme Stellung bringen. Frauen müssen trotzdem nicht auf Highheels verzichten. Die Füße verzeihen durchaus einen Abend, den man in Highheels verbracht hat.
Ich verrate gerne ein Geheimnis: Ich finde Frauen in hohen Schuhen ebenso attraktiv und elegant wie tausende andere Männer auch. Hohe Schuhe machen ein schlankes Bein, bei kurzen Röcken oder schicker Abendrobe sind sie für die Erscheinung der Frau unverzichtbar.

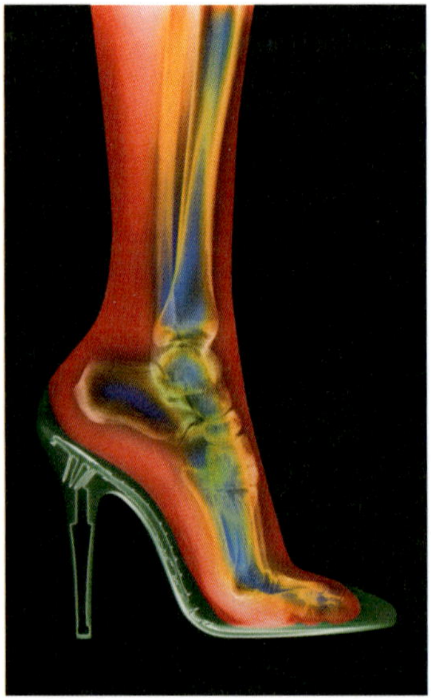

Das Röntgenbild bringt es an den Tag: Durch hohe Absätze wird das Fußskelett extrem verformt, das Körpergewicht einseitig verteilt, und die Zehen im Grundgelenk werden stark abgeknickt.

Zeigt her eure Schuhe

Wer Tag für Tag in Pumps oder Stilettos herumläuft, konzentriert sein Körpergewicht ausschließlich auf die Mittelfußköpfchen, die dabei ein Vielfaches an Last zu tragen haben. Diese unnormale Belastung führt auf Dauer zum Absinken des Quergewölbes, also zum Senkfuß. Bei der starken Zugbelastung der überdehnten Muskulatur der Fußgewölbe entsteht dann der nach außen abgewichene X-förmige Ballenzeh – ein unschönes, verzichtbares Accessoire.

Stundenlanges Tragen von Highheels bringt außerdem Fußsohlen zum »Glühen«. Das Brennen entsteht durch Überbelastung, Überdehnung und Überreizung der Fußnerven. Langfristig besteht die Gefahr, dass sich die Wadenmuskulatur und die Sehnen verkürzen. Durch die ständige Veränderung der Körperstatik kann auch das Kniegelenk schmerzhaft in Mitleidenschaft gezogen werden.

»Briketts« unter den Füßen

Als die Schuhmode Plateau-Sohlen hervorbrachte, kamen immer häufiger junge Mädchen wegen Fußbeschwerden, Rücken- und Kopfschmerzen in die Sprechstunde.

Sie ahnten nicht, dass die Plateaus dahintersteckten. Diese brikettartigen Sohlen verhindern die Abrollbewegung des Fußes. Das »platte« Aufsetzen staucht die Füße und führt zu Schockwellen, die an Knie, Hüfte und Wirbelsäule weitergeleitet werden. Die Gelenke, der Rücken und sogar der Kopf schmerzen. Und die Gelenke würden bei Dauerbelastung allmählich verschleißen.

Die Füße bewegen zusätzliche Zentnerlasten

Außerdem bedeutet das Tragen von Plateau-Schuhen körperliche Schwerstarbeit. Rechnen wir mal mit: Die Sohlen wiegen ca. 400 Gramm. Bei 10 000 Schritten am Tag hebt man also rund vier Tonnen mit den Füßen.

Diese Last kann man nur verdeutlichen, indem man sich einen vollbeladenen Kleinlastwagen vorstellt, den man mit den Füßen hochheben sollte. Da waren selbst meine jungen Patientinnen erschrocken. Nur: Gegen den modischen Zeitgeist ist schwer anzukommen. Aber alle konnten sich nun ihre müden, bleischweren Füße und Beine erklären.

Auch barfuß laufen tut Füßen gut. Nach einer durchtanzten Nacht ist das Erholung pur, vor allem im Sand oder im weichen Gras, nicht auf harten Böden.

Worauf Sie beim nächsten Schuhkauf achten sollten!

- Häufig werden Schuhe zu klein oder zu eng gekauft. Der Fuß verändert sich im Tagesverlauf, das heißt, er nimmt an Umfang zu. Kaufen Sie Schuhe deshalb immer erst am Nachmittag.
- Der Schuh muss vorne so breit sein, dass die Zehen nebeneinander liegen und noch deutlich nach oben und zur Seite bewegt werden können. Keinesfalls darf im Stand der längste Zeh vorne anstoßen, sondern er sollte noch etwa 1 cm Platz haben. Sie sollten die Zehen noch deutlich zur Seite und nach oben bewegen können.
- Auch Schuhe, die zu groß sind, schaden den Füßen, da Sie sich darin mit den Zehen krampfhaft festhalten müssen. Nehmen Sie sich also Zeit beim Schuhkauf und probieren Sie verschiedene (auch halbe) Größen und Leistenbreiten aus.
- Falls Sie Einlagen tragen, nehmen Sie diese beim Schuhkauf unbedingt mit, um den Schuh damit zu probieren.
- Kaufen Sie keinen Schuh, der nicht hundertprozentig sitzt. Hohe Absätze und enge, spitz zulaufende Schuhe sind nur bedingt für jeden Fuß (er)tragbar. Tragen Sie diese Schuhe nicht im Alltag, sondern nur ausnahmsweise für besondere Anlässe.
- Pflegen Sie Ihre Schuhe, das heißt, verwenden Sie Schuhspanner, damit der Schuh in Form bleibt. Bringen Sie die Schuhe gleich zur Reparatur, wenn Sohlen und Absätze abgelaufen sind.
- Tragen Sie beim Sport nur Sportschuhe mit für die jeweilige Sportart geeigneter Unterstützung der Fußgewölbe. Lassen Sie sich dabei unbedingt von einem Fachspezialisten beraten.

Geschichten aus meiner Fußsprechstunde

Eine mittlerweile etwa 60-jährige Patientin suchte mich in meiner Klinik auf. Schon bei der Betrachtung ihres Gangbildes fiel mir ihr »Geishaschritt«, also ein heftiger Trippelschritt auf.

Bei der Untersuchung und Befragung stellte sich heraus, dass sie 30 Jahre lang aus beruflichen Gründen 16 Stunden täglich »animierende«, bis zu 15 cm hohe Stilettos getragen hatte. Aus dieser immensen Fehlstellung entstand eine so starke, bleibende Verkürzung der Achillessehnen, dass sie nicht mehr mit der Ferse den Boden erreichen konnte und auf eine ständige Fersenerhöhung angewiesen war.

Zur Behandlung der Deformität muss sie zunächst intensiv Krankengymnastik machen, danach kann ich an die operative Behebung dieser Fußdeformität herangehen.

Ganz flache Sohlen sind keine Dauerlösung

Wer jedoch ausnahmslos flache Schuhe wie etwa Mules – dies ist die elegante Spielart der offenen »Schlappen« – oder »Tods« – diese besonders bequemen, aber vollkommen flachen Slippermokassins – trägt, vergrößert das Risiko, einen Plattfuß oder Probleme mit der Achillessehne und den Fersen zu bekommen. »Tods« wurden ursprünglich zum Autofahren und nicht zum »Dauer-Laufen« entworfen. Die hochmodischen, markanten Gumminoppen der auf die Ferse hochgezogenen Schuhsohle verhindern das Abrutschen auf den Pedalen, bringen aber dem Fuß außer Bequemlichkeit keine weiteren Wohltaten. Das gelegentliche Tragen solcher Schuhe ist dennoch kein Beinbruch.

Der maßvolle Einsatz von Highheels bringt selten ein Problem mit sich. Der Fuß ist so angelegt, dass er jede Schuhform erträgt. Allein die ständige Überlastung macht bei entsprechender Veranlagung Schwierigkeiten.

Den Schuh für alle Fälle gibt es nicht

Die vom Namen her korrekt erscheinenden »Gesundheitsschuhe« unterstützen auf natürliche Art den Fuß und entlasten betroffene Stellen durch standardisierte Schuhzurichtungen entlang der Hauptgewölbe. Außerdem sind sie sehr bequem und engen die Füße nicht ein. Aber auch hier gilt: Abwechslung. Wer ausschließlich Gesundheitsschuhe trägt, die ja in ihrer Form sehr breit sind, entwickelt möglicherweise einen Spreizfuß, wobei Ferse und Achillessehnen durch eine überflache Fersenform schmerzhaft beeinträchtigt werden können.

Wer bei seiner Arbeit Gefahr läuft, an den Füßen verletzt zu werden, sollte spezielle Arbeits- und Sicherheitsschuhe tragen; mit entsprechenden Einlagen versehen, können Sie dazu beitragen, die Arbeit mit Spaß zu erledigen.

Sportschuhe fördern den Spreiz- und Plattfuß

Bei Jugendlichen sehr beliebt, aber für den Fuß nicht förderlich, ist das dauernde Tragen von Sportschuhen. Man gerät in die Gefahr aufgrund mangelnder Gewölbeunterstützung in diesen Schuhen »herum zu schwimmen« und einen Spreiz- und Plattfuß zu entwickeln – abgesehen von der anrüchigen Tatsache, dass wegen der zumeist unzureichenden Ventilation ein Schweißfuß entsteht. Sportschuhe sollten zum Sport und zum Laufen getragen werden.

Geschichten aus meiner Fußsprechstunde

Eine amerikanische Patientin, die sich zur Operation ihrer stark und schmerzhaft deformierten Füße in meine Behandlung begab, erzählte mir nach einem Hinweis auf ihr ständiges Tragen von »Sneakers« diese wahre Geschichte:

Frauen aus New York hätten 1978 jenen bequemen Trend gesetzt. Ein Streik der öffentlichen Verkehrsmittel zwang die berufstätigen Ladies zu langen Fußmärschen ins Büro. Da es höchst unbequem und schädlich ist, in Pumps kilometerweit zu laufen, zogen die New Yorkerinnen ganz pragmatisch ihre Laufschuhe an und packten ihre Pumps in ihre Handtasche. Im Büro wechselten sie dann auf die eleganten Pumps um. Allerdings konnte meine Patientin wegen ihrer massiven Beschwerden seit längerem keinen derartigen Schuhwechsel mehr vornehmen und musste seither die »Sneakers« als Dauerlösung tragen. Unter der Idee dieses Schuhwechsels wurde hier eine neue und vor allem Fuß freundliche Mode erfunden. Mein Rat: Nachmachen!

Welche Schuhe kann man überhaupt tragen?

Füße brauchen verschiedene Absatzhöhen, von flachen Schuhen bis Schuhen mit etwa 7 cm Absatz ist alles möglich. Das ständige Tragen von ganz flachen Schuhen ist genauso nachteilig für den Fuß wie ständiges Laufen in Stöckelschuhen. Frauen sollten Highheels als Ausnahme tragen und nicht als Alltagsschuh. Wir vergessen leider viel zu oft, wie wichtig gesunde Füße sind. Frauen sollten ihnen so viel Aufmerksamkeit und Zuwendung schenken wie ihren Haaren oder Händen. Verschiedene Absatzhöhen, bequeme Passform bei den Schuhen und öfters mal ganz darauf verzichten und barfuß laufen – Ihre Füße werden es Ihnen danken.

Gesundes Fußklima durch gute Passform

Zu spitze und zu enge Schuhe begünstigen nicht nur Deformierungen der Füße oder gar Gelenkveränderungen, sondern auch andere Fußkrankheiten: Eingeengte Füße werden schlecht durchblutet, bekommen leicht Blasen, Hühneraugen durch Druck und eben dadurch Hornhautverdickungen.

Ein Fuß verändert seine Form im Laufe eines Tages. Kaufen Sie Schuhe deshalb immer am Nachmittag.

Gleich wichtig wie die richtige Passform der Schuhe ist auch ein gesundes Fußklima: Schwitzende oder schlecht durchblutete Füße sind anfälliger für Fuß- und Nagelpilz. Übrigens sind dies meist Probleme des Mannes. Der eher bequeme und gut geführte Männerschuh ist hier nicht die Ursache allen Übels. Es ist wohl mehr der in puncto Pflege vernachlässigte Fuß. Deshalb: Am besten Socken aus Naturfasern wie Baumwolle oder Wolle tragen, denn sie transportieren Feuchtigkeit am besten. Außerdem die Strümpfe täglich wechseln. Die Schuhe sollten regelmäßig gut ausgelüftet und ebenfalls täglich gewechselt werden.

Wechseln Sie die Absatzhöhe!

Dies sind einige der von den meisten Frauen so sehr ersehnten Schuhformen. Alle sind bei maßvollem Einsatz tragbar und können so ihre Besitzerin glücklich machen.

- Stilettos: Ein solcher Highheel ist zwar super schick und sexy, aber mit einem Absatz über 7 cm fast immer eine Tortur für die Füße. Ein gesunder Fuß erträgt solche Stilettos nur maximal vier Stunden und auch nicht jeden Tag.

- Pumps: Die Absatzhöhe bis zu 5 cm ist noch kein zu »hohes« Problem, dafür aber die schmale Fußspitze, die die Zehen zusammendrückt. Ein kleiner Rat von den »Profis«: Streifen Sie beim Sitzen die Schuhe mal ab und gönnen Sie Ihren Zehen mehrmals am Tag eine kurze Entspannung. Die Chance, bei dieser Erholungskur für die Füße erwischt zu werden, ist groß. Das Lächeln der Erleichterung lässt die meisten Frauen über diesen Fauxpas hinwegkommen.
- Plateaus: Jeder Schritt jagt Stoßwellen durch den Körper, weil der Fuß beim Auftreten wegen der brikettartigen, steifen Sohlen nicht abrollen kann. Solche Schuhe sollten Sie nur gelegentlich als Modeaccessoire tragen.
- Mokassins: Die modischen Lederslipper sind bequem, belasten jedoch bei langem Tragen Ferse und Achillessehne. Manchmal freut sich der Fuß danach auf Schuhe mit Absätzen, dabei kann der strapazierte Rückfuß entlastet werden – in diesem Fall eine wahre Wohltat.
- Sandale: Ein offener Schuh ist sehr angenehm an heißen Sommertagen und wie ein Freiluftbett für den Fuß. Leider gibt er den Füßen nur wenig Halt, im Dauereinsatz ist das der erste Schritt zum Spreizfuß. Aber wann ist in unseren Breiten schon dauerhaft Sommer?
- Sportschuh: Nur perfekt für den Sport oder den Weg ins Büro, denn das Dauertragen von Sportschuhen, wie es bei Jugendlichen sehr beliebt ist, kann zu Spreiz- und Plattfüßen führen.

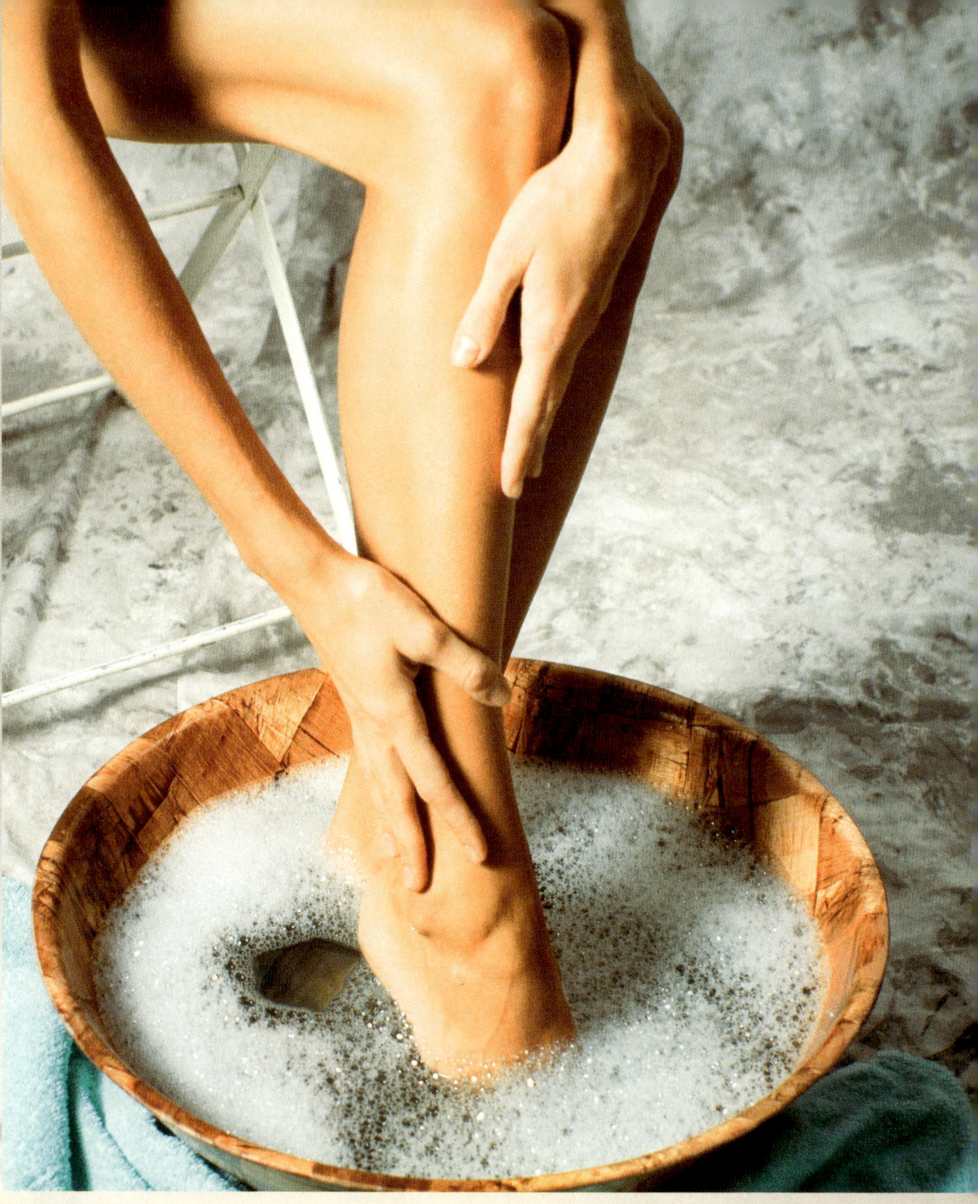

Wellness für die Füße

6000 Schritte pro Tag legen wir im Durchschnitt zurück. Und genauso fühlen sich Füße an, wenn man einen Tag lang auf den Beinen war. Gönnen Sie Ihren Füßen nach so viel Höchstleistung eine Verschnaufpause.

Ein paar Minuten Aufmerksamkeit pro Tag reichen, damit die – häufig stark beanspruchten – Füße sich wohl fühlen, gut aussehen und gesund bleiben. Auch die Füße sollten Teil der regelmäßigen Hygiene sein und täglich gewaschen werden.

Den Füßen etwas Gutes tun

Gehen Sie gründlich, aber schonend bei der Reinigung Ihrer Füße vor: Milde Seifen schonen die Haut. Nach dem Baden oder Duschen müssen vor allem die Zehenzwischenräume gut abgetrocknet werden, damit keine Feuchtigkeit zurückbleibt. Bei feuchtwarmem Fußklima können sich sonst Fußpilz-Erreger einnisten.

Wer seine Füße nach dem Waschen mit einer guten Hautcreme einreibt, sorgt dafür, dass sie geschmeidig bleiben. So lässt sich außerdem verhindern, dass die Haut rissig und trocken wird und Krankheitserregern eine Eintrittspforte bietet.

Trocknen Sie Ihre Füße nach dem Duschen oder Baden gut ab; feuchte Haut ist der ideale Nährboden für Fußpilz.

Perfekte Pflege für die Zehennägel

Die Zehennägel lassen sich nach einem Fußbad besser schneiden. Das sollte alle drei Wochen passieren. Verwenden Sie zum Schneiden eine saubere und scharfe Schere oder Nagelzange.

Ganz wichtig: Der Nagel darf nicht am Rand abgebrochen werden, sonst kommt es zu scharfen Kanten und Spitzen, die sich in die Haut bohren und sie verletzen können – der gefürchtete und äußerst schmerzhafte eingewachsene Nagel (das so genannte Zehenpanaritium). Kürzen Sie die Zehennägel vor allem an den Ecken nicht zu stark, damit sie nicht über das Nagelbett hinaus einwachsen. Für die Feinarbeit eignet sich eine Nagelfeile. Glätten Sie damit alle rauen und scharfen Schnittkanten – so können Sie auch das leidige Problem vermeiden, dass feine Strümpfe an den Fußspitzen einreißen.

Schneiden Sie Hornhaut an Ballen und Ferse nicht weg, sondern rubbeln sie diese mit einer speziellen Feile oder mit Bimsstein ab. Das Nagelhäutchen schützt den Spalt zwischen Nagelplatte und Nagelfalz. Sie sollten es weder schneiden noch zurückschieben.

Kein »Omakram« – Fußpflege vom Profi

Fußpflege braucht Zeit und Beweglichkeit. Vor allem (aber keines falls nur) ältere Menschen haben Probleme, ihre Fußzehen zu erreichen. Bei Fußproblemen wie eingewachsenen oder brüchigen Nägeln, Druckstellen, Hühneraugen, übermäßiger Hornhautbildung, rissiger Haut und Schrunden hilft die medizinische Fußpflege. Ein versierter Fußpflegespezialist kennt für die »Oberflächen«-Probleme der Füße die entsprechenden Behandlungs- und Pflegemaßnahmen. Die sanften, angenehmen und hygienischen Behandlungen sorgen dafür, dass Beschwerden gelindert und die Füße gepflegt werden. Dabei wird der Profi darauf achten, keine Verletzungen an den meist schon zu »Problemkindern« entwickelten Füßen zu verursachen. Der erfahrene Fußpfleger wird Sie auch beraten, wann ein ärztlicher Fußspezialist konsultiert werden muss. In einem späteren Kapitel werde ich einige Fußerkrankungen beschreiben, bei denen das Zusammenspiel zwischen Fußpflegespezialist und Arzt besonders wichtig ist (siehe Seite 44 ff.).

Fußbad – eine Wohltat für gestresste Füße

In Apotheken und Drogerien gibt es wirksame Zusätze für das Fußbad: Holzasche, Essig, Meersalz bei geschwollenen Füßen und Blasen, Pfefferminze bei strapazierten, heißen Füßen.

Ein Fußbad entspannt die Füße nach einem anstrengenden Tag. Für ein Fußbad können Sie je nach Lust und Laune kaltes, warmes oder wechselwarmes Wasser mit und ohne Zusatz verwenden: im kalten Wasser bis 18 °C etwa 15 bis 60 Sekunden, im warmen Wasser mit 36 bis 38 °C je nach Bedarf 5, 10 oder 20 Minuten. Danach können Sie ein kaltes Fußbad oder einen kalten Knieguss anschließen.

Beim Wechselfußbad variieren Sie abwechselnd 5 Minuten warmes Wasser, anschließend 20 Sekunden kaltes Wasser. Das Fußbad funktioniert wie ein Unterschenkelbad, das Wasser sollte bis zu den Waden reichen.

Kräuter und Öle lindern Beschwerden

In Apotheken und Drogeriemärkten gibt es verschiedene Zusätze:

- Holzasche, Essig, Meersalz bei geschwollenen Füßen und Blasen.
- Pfefferminze bei strapazierten, heißen Füßen.
- Heublumen oder Eichenrinde bei Schweißfüßen.

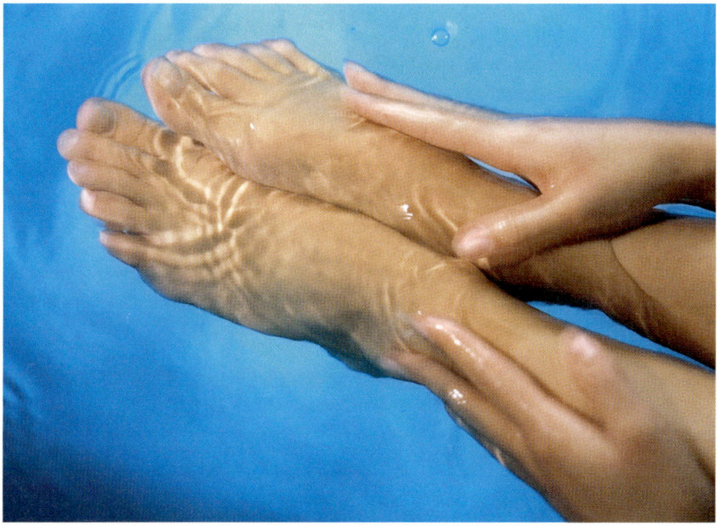

Gönnen Sie Ihren Füßen regelmäßig ein Fußbad. Besonders nach stressigen Tagen können sich die strapazierten Muskeln und Gelenke dadurch optimal erholen.

- Kräuter wie Retterspitz, Zinnkraut und Kamille bei wunden Füßen.
- Trockene, rissige Füße machen Sie mit einem rückfettenden Sojaöl- oder Nachtkerzenölbad wieder geschmeidig.

Auch hier gilt der Grundsatz, dass die maßvolle Anwendung das meiste Wohlbefinden erzeugt. Ein stundenlanges Fußbad weicht die kompakte Haut so weit auf, dass sie rissig werden kann, mit der Gefahr des Übertritts von Bakterien und Pilzen. Deshalb muss auch nach dem Bad wieder besonders gut abgetrocknet werden; zusätzlich sollten Sie die Füße anschließend eincremen, wenn Sie nicht einen ölhaltigen Badezusatz verwendet haben.

À la Kneipp – Wassertreten und Wechselbäder

Wer unter Durchblutungsstörungen leidet, greift am besten auf ein altes Rezept von Sebastian Kneipp zurück: bis zur Wade in kaltes Wasser steigen und einige Minuten darin treten. Sie können auch 5 Minuten ein warmes Fußbad mit Kräuterzusätzen aus Fichten- oder Kiefernnadeln, Melisse oder Rosmarin nehmen, dann die Füße 10 bis 20 Sekunden in kaltes Wasser tauchen. Das Ganze zweimal wiederholen und mit dem kalten Bad abschließen.

Fußgymnastik im Kampf gegen Schmerzen

Grundsätzlich ist jedes Training der Muskulatur, welches das Quer- und Längsgewölbe unterstützt, sinnvoll, da durch die deformierenden Veränderungen des Fußes die Muskulatur extrem gedehnt wird und somit »ausleiert«. Mit den Füßen kann man fast genauso gezielt zupacken wie mit den Händen.

Sicher erinnern sich viele von Ihnen an die Opfer des Contergan-Skandals. Weil sie durch die Auswirkungen des von der Mutter eingenommenen Medikaments häufig ohne Arme oder Hände geboren wurden, mussten sie mit den Jahren lernen, alle Tätigkeiten mit den Füßen und Zehen zu praktizieren, was viele zu unglaublicher Kunstfertigkeit vervollkommneten. Allerdings bekamen auch sie häufig Fußprobleme durch Überlastung dieser Glieder. Daher sollte auch Ihre Fußgymnastik möglichst abwechslungsreich sein.

Tipps für mehr Beweglichkeit

Wer regelmäßig trainiert, merkt schon nach kurzer Zeit, dass die Füße beweglicher und fitter werden.

- Eine gezielte Fußgymnastik umfasst das spielerische Ausprobieren verschiedener Gangarten, das heißt, man geht erst auf den Zehenspitzen, dann auf den Fersen, abwechselnd auf dem Innen- und Außenrand des Fußes.
- Man kann den Fuß auf den Boden aufsetzen und mit den Zehen nach vorne ziehen oder ein Handtuch vor sich hinlegen und mit den Zehen herziehen.
- Mit den Füßen kann man mit etwas Übung zupacken wie mit den Händen. Legen Sie dazu ein Taschentuch auf den Boden und greifen Sie mit den Fußzehen danach.
- Man kann die Großzehe nach innen spreizen, dann alle Zehen spreizen und mit den Zehen »Klavierspielen«.
- Probieren Sie bitte ruhig einmal, schwierige Dinge mit den Füßen zu bewerkstelligen. Lassen Sie Ihrer Fantasie freien Lauf und stellen Sie mit Erstaunen fest, was sich alles machen lässt.

Sanftes Kneten – Fußmassage

Die natürlichste Massage ist immer noch das Barfußlaufen auf einem passenden Untergrund, beispielsweise auf Gras oder Sand, besonders am Strand eines Meeres. Nützen Sie jede Gelegenheit dazu. Außerdem können Sie Ihren Füßen durch sanftes Massieren und Kneten etwas Gutes tun. Eine Knetmassage können Sie selbst bei ihren Füßen anwenden oder von ihrem/r Partner/in durchführen lassen. Im Sanitätshaus gibt es Massagesandalen mit Noppen, die man gelegentlich tragen kann. Ähnliche Wirkung hat auch ein Igelball, den man unter den Ballen legen und mit dem Fuß hin- und herrollen kann.

Beschwerden an den Füßen können weitreichende Folgen haben. Veränderungen an den Zehen, beispielsweise bei Hammerzehen, wirken störend auf Organe im Kopf und auf die Zähne, Deformationen am Rückfuß auf Darm und Bauchorgane.

Fußreflexzonen-Massage tut rundum gut

Die Fußreflexzonen-Massage hingegen ist eine besondere Massagetechnik, bei der durch die Behandlung der Füße der gesamte Körper beeinflusst werden soll.

Der amerikanische Arzt Dr. William Fitzgerald entwickelte im Jahr 1913 die Fußreflexzonen-Massage. Er teilte den menschlichen Körper in zehn Längszonen und vier waagrechte Zonen ein, die er auf die Fußsohle übertrug. Er ging davon aus, dass jede Zone auf der Fußsohle mit einem Organ des Körpers in Verbindung steht. Wenn ein Organ erkrankt ist, löst der Druck auf die entsprechende Reflexzone am Fuß einen Schmerz aus, ebenso wie zu enge Schuhe Reflexzonen quetschen können. Durch die Fußreflexzonenmassage sollen die Organe besser durchblutet und die Selbstheilungskräfte des Körpers angeregt werden. Die Fußreflexzonen-Massage eignet sich neben anderem gut zur Behandlung von Gelenkschmerzen, sie sollte immer von geschultem, kundigem Personal ausgeführt werden.

- Aus der Reflexzonen-Therapie weiß man, dass ein Platt- und Senkfuß auch reflektorische Wirkung auf die gesamte Wirbelsäule hat.
- Ein Spreizfuß hingegen kann sich in dieser Hinsicht auch auf Herz, Atmungsorgane, Leber, Galle und Schultergürtel auswirken.
- Ein Hallux valgus belastet durch seine Abknickung der Großzehe reflektorisch die Nachbarzehen und damit Halswirbelsäule, Nacken, Herz und Schilddrüse.

So massieren Sie richtig

Sie müssen kein Profi sein, um die wunderbar entspannende Wirkung einer Fußmassage zu genießen. Geben Sie dazu etwas Öl in die Hände und massieren Sie mit den Fingern sanft die Füße. Wenn Sie sich an das Diagramm halten, arbeiten Sie an den Reflexzonen im Fuß.

- Setzen Sie sich dazu bequem auf einen Stuhl und legen Sie den Unterschenkel des einen Beines auf den Oberschenkel des anderen. So können Sie Fuß und Fußsohle gut selbst massieren.
- Halten Sie Ihren Fuß mit der einen Hand fest und massieren Sie mit dem Daumen der anderen Hand.
- Massieren Sie langsam mit einer kreisenden Bewegung. Der Daumennagel darf dabei nicht mit der Nagelkante den Fuß berühren. Das richtige Fingerspitzengefühl kommt mit der Zeit.

Diagramm der Fußreflexzonen, die mit den Organen des Verdauungstraktes korrespondieren.

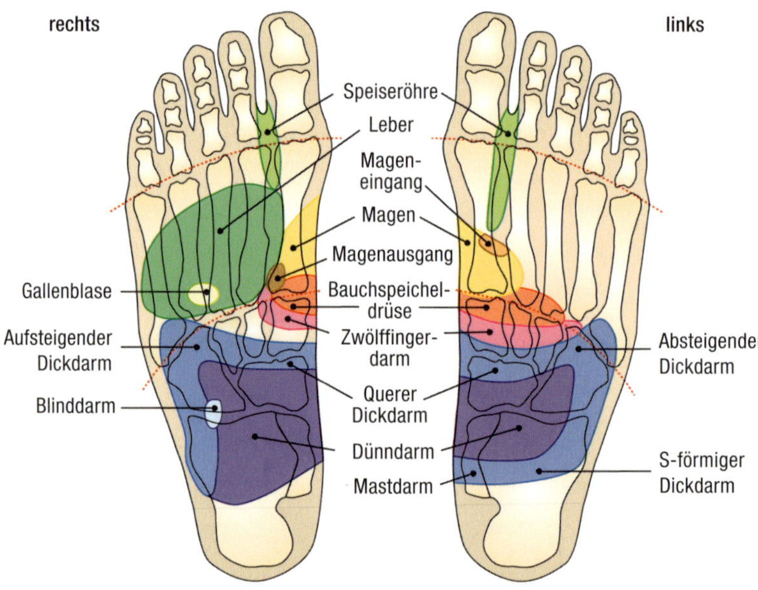

Sieben Sofortmaßnahmen gegen müde Füße

1. **Barfuß laufen**: Ziehen Sie die Schuhe aus und gehen Sie ein paar Schritte barfuß. Der Fuß kann jetzt richtig abrollen und entspannt sich mit jedem Schritt. Wechseln Sie die Gangart und gehen Sie erst auf den Zehenspitzen, dann auf den Fersen, abwechselnd auf dem Innen- und Außenrand des Fußes.

2. **Füße hoch**: Nach langem Gehen sackt das Blut in die Beine. Legen Sie die Beine ein paar Minuten hoch. Dann strömt das Blut zurück. Reiben Sie die Füße mit Franzbranntwein oder Latschenkieferöl ein. Das kurbelt die Durchblutung an, die Füße werden spürbar leichter.

3. **Fußmassage**: Kneten Sie sanft mit den Händen Ihre Fußsohlen oder legen Sie einen kleinen Gegenstand, z. B. eine Murmel, auf den Boden und rollen Sie ihn mit den Füßen von den Zehen zur Ferse und zurück.

4. **Fußgymnastik**: Um die Füße zu trainieren, spielen Sie Klavier mit den Fußzehen. Spreizen Sie die Fußzehen nacheinander. Regelmäßiges Training unterstützt die Muskeln der Füße und macht sie belastbarer.

5. **Fußbad**: Ein Fußbad entspannt die Füße nach einem anstrengenden Tag. Sie können je nach Lust und Laune kaltes Wasser bis 18 °C, warmes Wasser zwischen 36 und 38 °C oder wechselwarmes Wasser verwenden; dann variieren Sie abwechselnd warmes und kaltes Wasser. Gegen Durchblutungsstörungen wirkt die Kneipp-Kur noch immer am besten: bis zur Wade in kaltes Wasser steigen und einige Minuten darin treten.

6. **Sitzpausen einlegen**: Stundenlanges Stehen bringt Fußsohlen zum »Glühen«. Das Brennen entsteht durch Überbelastung, Überdehnung und Überreizung der Fußnerven. Gönnen Sie Ihren Füßen stündlich eine kurze Pause und verwöhnen Sie sie mit dem Wellness-Programm.

7. **Bequeme Schuhe**: Mein Rat speziell an alle Frauen: Ein maßvoller Einsatz von Pumps ist kein Problem. Und der Fuß erträgt jede Schuhform – in Maßen. Tragen Sie bequeme Schuhe, in denen sich Ihre Füße wohl fühlen, und wechseln Sie täglich die Absatzhöhe. Von flachen Schuhen bis etwa 7 cm Absatzhöhe ist alles möglich.

Hohe Schuhe machen ein schlankes Bein, bei kurzen Röcken sind sie unverzichtbar. Einzig die Überlastung kann bei entsprechender Veranlagung Schwierigkeiten nach sich ziehen. Wer Tag für Tag in Highheels herumläuft, konzentriert sein Körpergewicht auf den vorderen Teil des Fußes, auf die Mittelfußköpfchen. Das kann zum Senkfuß und Ballenzeh führen.

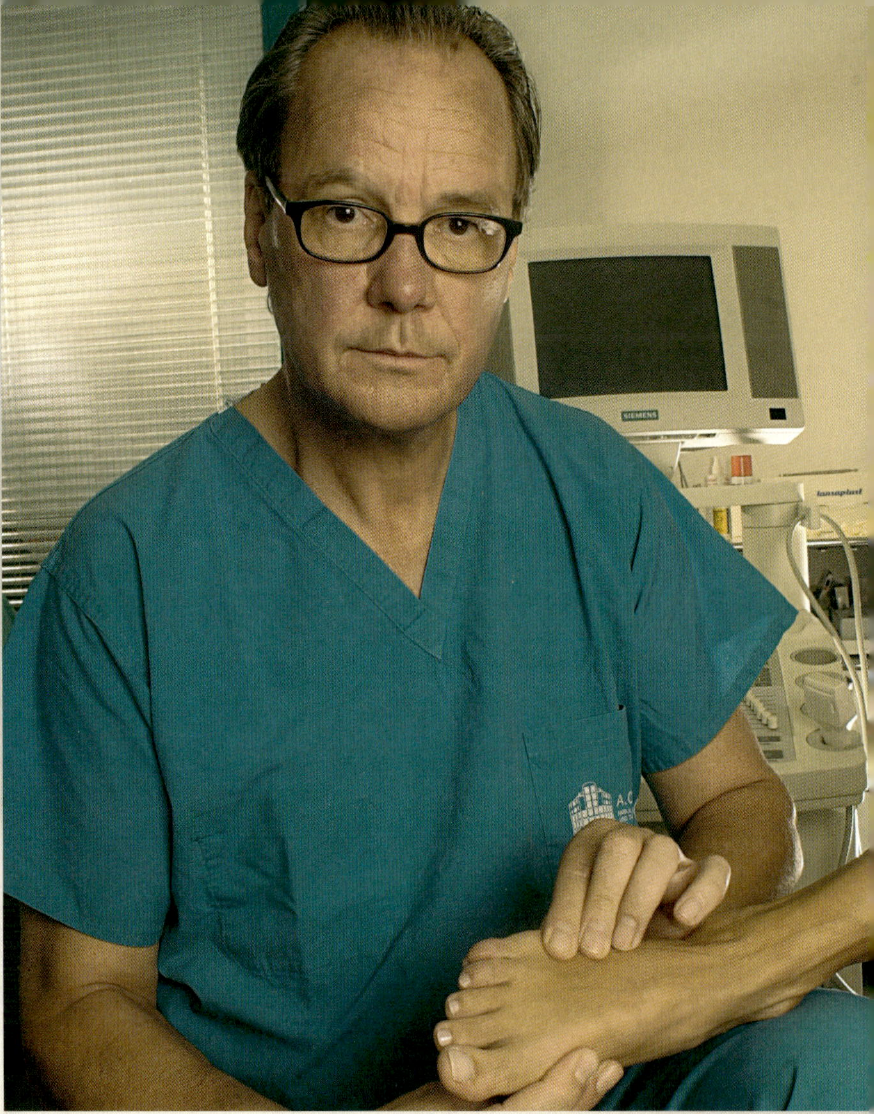

Zeigt her eure Füße – die Untersuchungsmethoden

Bei Fußschmerzen sollten Sie sich zunächst in die Sprechstunde eines in der Erkennung und Behandlung solcher Probleme erfahrenen Arztes begeben, der sich ein genaues Bild von Ihren Beschwerden macht und Sie gründlich untersucht.

Vor jeder Untersuchung steht die Befragung des Patienten durch den Arzt (Anamnese). Dann folgt die gründliche Untersuchung des Fußes. Der Arzt klärt dabei, ob eine Fehlstellung, verbunden mit Schwellung, Hautverletzung oder gar Bluterguss besteht. Er stellt fest, ob die Beweglichkeit des Fußes eingeschränkt ist, wo und bei welcher Bewegung Schmerzen auftreten und wie sich das Knochen- und Bindegewebegerüst anfühlen. Ein Fußspezialist wird Sie laufen lassen und sich Ihre Füße während Belastung unter verschiedenen Blickwinkeln anschauen. Erst dann entscheidet der Arzt, ob eine radiologische Untersuchung für eine genaue Diagnose notwendig wird.

Röntgenstrahlen durchleuchten den Körper

Wenn nach der äußeren Untersuchung durch den Arzt ein Blick ins Körperinnere notwendig wird, kommen moderne Untersuchungsverfahren zum Einsatz. Ein wichtiges Diagnoseverfahren stellt das Röntgen dar. Weiche Gewebe, etwa Organe, halten die energiereichen Strahlen nicht auf. Die harten Strahlen treffen auf den Film und »belichten« ihn, er wird schwarz. Dichte Gewebe wie Knochen halten die Röntgenstrahlen zurück, auf dem Röntgenfilm erscheinen sie weiß.

Auf diese Weise werden alle Knochen, aber auch Verletzungen, Brüche oder Abnutzungen im Gelenk sichtbar. Dazu erstellt der Arzt Röntgenaufnahmen in verschiedenen Achsen, die den Fuß in unterschiedlichen Ansichten zeigen. Der Arzt kann damit auch grob erkennen, ob Veränderungen entzündlich (Arthritis) oder Verschleiß bedingt (Arthrose) sind. Außerdem lassen sich manche Bindegewebserkrankungen (Kollagenosen) oder fortgeschrittene Stadien von Rheuma im Röntgenbild erkennen.

Röntgenbilder sind ein unerlässliches Diagnoseverfahren, um die Erkrankung Ihrer Füße zu bestimmen. Aufnahmen der Füße sind nur mit einem geringen Strahlenrisiko verbunden.

Oft geben die Hände frühe Hinweise

Häufig spürt und sieht der Patient Veränderungen an den Händen früher als an den Zehengelenken, da die Hände bei jedem Griff ungeschützt in Bewegung sind. Die Füße stecken geschützt in den Schuhen, und die »Toleranz« ist hier größer.

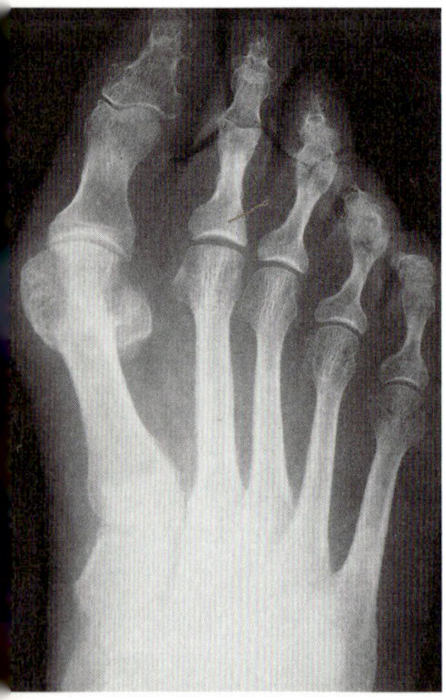

Das Röntgenbild zeigt, wie weit sich der Ballenzeh entwickelt hat.

Die Hände sind die »Visitenkarte des Rheumatikers«. Trotzdem zeigen sich Frühzeichen von Arthritis häufig eher an den Zehen- als an den Hand- und Fingergelenken. Deshalb ist es wichtig, immer beide Regionen zu untersuchen. Oftmals bieten die Befunde der Röntgenuntersuchung an den Füßen dem Spezialisten den Schlüssel zur richtigen Diagnose.

Geringe Strahlenbelastung

Die Suche nach den teilweise sehr feinen Veränderungen erfordert besonders für die Früherkennung viel Zeit und Erfahrung bei der Auswertung des Röntgenbildes. Aufnahmen der Füße sind mit einer nur geringen Strahlenbelastung verbunden. In hohen Dosierungen jedoch können Röntgenstrahlen das Gewebe schädigen, deshalb werden alle empfindlichen Organe grundsätzlich mit Bleischürzen geschützt. Unnötige Doppeluntersuchungen können durch einen Röntgenpass vermieden werden. Die Röntgenaufnahmen stellen nämlich bei einer späteren Operation die wichtigsten Unterlagen für eine individuelle Planung dar. Anhand der Bilder können das Ausmaß der Deformierung und der Umfang der Korrektur festgelegt werden.

Ultraschall schickt sanfte Wellen

Bei der Fußuntersuchung kommt Ultraschall zum Einsatz, wenn der Arzt Flüssigkeitsansammlungen in Sehnen oder Gelenken sowie Zysten vermutet. Der Gelenkultraschall (Arthrosonographie) eignet sich sehr gut zur Beurteilung von entzündlichen Weichteilveränderungen wie Gelenkhautentzündungen, Gelenkergüssen sowie Schleimbeutel- und Sehnenscheidenentzündungen.

Die Auswertung braucht viel Erfahrung

Eine Untersuchung mit Ultraschall (Sonographie) ist absolut ungefährlich. Die sanften, lautlosen Schallwellen machen vor allem mit Flüssigkeit gefüllte Hohlräume, wie etwa eine Zyste, sichtbar; allerdings ist viel Erfahrung notwendig, um aus dem bewegten Bildgewirr Erkenntnisse zu gewinnen.

Bei dieser Methode wird das Schallecho wieder eingefangen und in Bilder umgesetzt. Diese Bilder sind zweidimensional, das heißt, sie sind wie ein Quer- bzw. Längsschnitt durch den Körper zu sehen. Luft leitet Schallwellen vergleichsweise schlecht, daher wird die Haut bei der Ultraschalluntersuchung mit einem Gel bestrichen, um den Hautkontakt zu verbessern. Die Befundqualität hängt jedoch von den Erfahrungen der Untersucher und dem verwendeten Ultraschallgerät ab. Der Knochen selbst kann von die Ultraschallwellen nicht durchdrungen werden – nur die Knochenoberfläche wird abgebildet.

Im Kernspin den Menschen durchschauen

Die Kernspintomographie arbeitet nicht mit Röntgenstrahlen, sondern mit ungefährlichen Magnetfeldern und Hochfrequenz-Signalen. Sie liefert die detailreichsten Schnittbilder. Die Kernspintomographie, auch Magnetresonanztomographie (MRT) genannt, basiert auf dem so genannten Kernspin des Atomkerns, der sich wie ein Kreisel um seine eigene Achse dreht und dadurch zu einem kleinen Magneten wird. Das Gerät sendet einen kurzen Impuls mit genau festgelegter Wellenlänge und Stärke in den Körper. Ein Spezialcomputer errechnet aus den Rückdaten dieser Impulse die Energieantworten der einzelnen Gewebeabschnitte, die auf dem Monitor in unterschiedlichen Helligkeitsstufen dargestellt werden: Wasserreiches Gewebe erscheint sehr hell, Gewebe mit wenig Wasser dunkel. Die anderen Gewebe wie Muskeln, Bänder, Sehnen und Organe lassen sich um so deutlicher erkennen und bewerten.

Scharfe Abbilder des Körperinneren

Diese Methode, den Menschen »zu durchschauen«, hat drei große Vorteile für den Patienten: Zum einen liefert die Kernspintomographie Schnittbilder aus dem Körperinneren, die ebenso gestochen scharf und aufschlussreich sind wie Zeichnungen aus dem Anatomiebuch. Zum anderen lassen sich diese Aufnahmen in jeder benötigten Ebene anfertigen, das heißt sowohl quer als auch längs und schräg durch den Körper, und das mit einer außerordentlich hohen Auflösung bis zu Details von weniger als 1 mm Größe. Außerdem fällt die Belastung durch Röntgenstrahlung weg, sodass sich diese Methode auch gut für Schwangere und Kinder eignet.

»Platzangst« muss nicht mehr aufkommen

Bei der Untersuchung wird der Patient auf einer Liege in die runde Öffnung eines mehr als 2 m hohen quaderförmigen Gerätes gefahren. Die gefürchtete »Röhre« gehört bei den modernen Geräten der Vergangenheit an, und offene MRTs sind heute fast überall verfügbar. Schäden sind bei der Einwirkung des Magnetfeldes nicht zu befürchten, der Patient muss lediglich für eine Kernspintomographie-Untersuchung etwas mehr Zeit aufbringen als für eine konventionelle Röntgenuntersuchung.

Grundsätzlich gilt: Je länger die Aufnahme, desto besser die Bildqualität. Diese Untersuchung mit ihren Ergebnissen auch im Millimeterbereich ist heutzutage unverzichtbar bei der Diagnose versteckter Probleme und hat in allen Bereichen zu phänomenalen Fortschritten geführt.

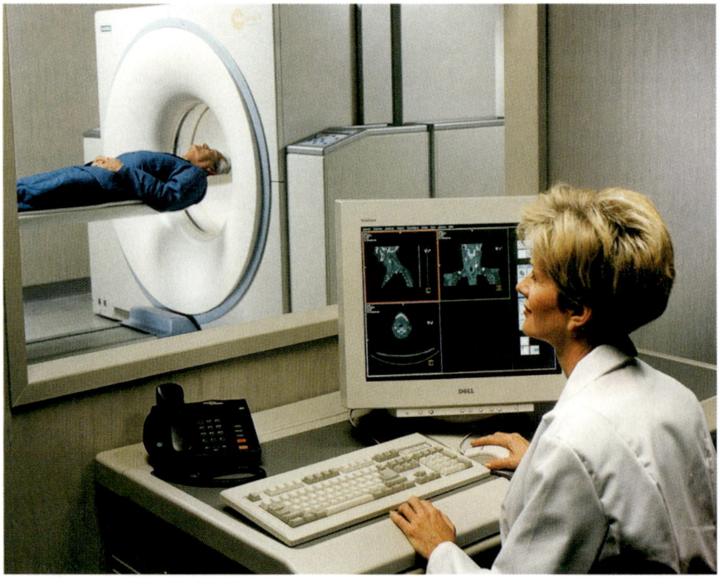

Die Kernspintomographie zählt zu den exaktesten Untersuchungsmethoden, da sie detailgenaue Schnittbilder aus dem Körperinneren liefert. Dank einer modernen, offenen Generation von Geräten muss der Patient sich nicht mehr vor der Fahrt in die »Röhre« fürchten.

Die CT »schneidet« den Körper in Scheiben

Die Computertomograhie (CT) arbeitet ebenfalls mit Röntgenstrahlung, liefert jedoch völlig andere Bilder als beim herkömmlichen Röntgen: Der Mensch wird in Scheiben abgebildet. Während beim Röntgen nur zweidimensionale Bilder entstehen, bildet die Computertomographie das Körperinnere als einen Querschnitt ab. Millimeter genaue Details werden auf diese Weise sichtbar.

Mehr Details als bei Röntgenaufnahmen

Während der Untersuchung liegt der Patient in der kreisrunden Röntgenröhre, die von allen Seiten die Strahlen in den Körper schickt. Dadurch werden alle Organe und Gewebe in dieser Schicht aus nahezu tausend Richtungen aufgenommen. Die Messwerte werden an einen Computer weitergeleitet, der die Daten zu einem Tomogramm, einem Querschnittbild des Körpers, zusammenstellt. Dieser Querschnitt erscheint auf einem Monitor. Er zeigt die Organe und Gewebe in unterschiedlichen Grauwerten, ähnlich einem konventionellen Röntgenbild, aber mit sehr viel mehr Einzelheiten.

Mit moderner Diagnosetechnik lassen sich heute alle Ursachen für Fußprobleme feststellen.

Noch effektiver – das Ultraschnelle CT

Eine besondere Weiterentwicklung dieser Diagnosetechnik und ein hervorragendes Werkzeug für spezielle Problemstellungen ist das Ultraschnelle CT (UCT). Hierbei werden in 20 Sekunden ungefähr 2000 Schnittbilder des untersuchten Bereiches erstellt. Ein leistungsstarker Computer fügt die Bilder zu einem dreidimensionalen Film zusammen, sodass der Spezialist wie mit einer Art Kamera rund um den Fuß und seine Weichteil-, Gefäß- und Sehnenumhüllung fahren und unerkannten Problemen auf den Grund gehen kann.

Strahlen aus dem Körperinneren

Die Untersuchung mittels Szintigraphie wird vor allem bei nicht zu erkennenden feinen Brüchen des Mittelfußes oder zur Diagnose von Gelenkentzündungen eingesetzt. Bei der Szintigraphie kommen die Strahlen nicht von außen, sondern aus dem Innern des Körpers.

Dem Patienten wird eine radioaktive Substanz, meistens Technetium, in die Armvene gespritzt. Auf die Spritze folgt eine Pause. Während der Patient etwa eine Stunde lang ruht, kreist die Lösung mit dem Blut durch den Körper. Die so genannten Radionukleide reichern sich an bestimmten Stellen im Körper an. Sie verwandeln sich dort im Laufe relativ kurzer Zeiten in nicht mehr radioaktive, ungefährliche Stoffe – und geben in der Zwischenzeit Strahlung ab. Eine Spezialkamera tastet die Gewebe ab, fängt die abgegebene Strahlung auf und macht sie auf einem Bildschirm sichtbar.

Die Szintigraphie eignet sich für die Diagnostik von Knochenveränderungen und ist sensibler als die konventionelle Röntgendiagnostik. Die Strahlenbelastung ist nur gering und nicht schädlich.

All diese erprobten und modernen Diagnoseverfahren vermitteln dem Fußspezialisten die Innenansicht des von einer krankhaften Veränderung betroffenen Fußes. Auf der Grundlage der daraus gewonnenen Erkenntnisse ist er bestens in der Lage, Entscheidungen über die wirkungsvollste Therapie oder zur Planung der Operation zu treffen.

Geschichten aus meiner Fußsprechstunde

Ein junger aufstrebender Balletttänzer kam zu mir, um über einen unerklärlichen Belastungsschmerz unter seiner rechten Großzehe Auskunft zu erhalten. Die Untersuchung mit den normalen Mitteln und mit dem MRT ergab keinen eindeutigen Hinweis auf die Schmerzursache. Das zu diesem Zeitpunkt einzige UCT-Gerät in Deutschland ergab bei der »Fahrt« um das Gelenk schließlich einen feinen Haarriss im Sesambein. Bei jeder Spitzenbelastung wurde hier der Knochen geradezu aufgebogen und verursachte den enormen Schmerz.

Während einer Operation wurde der Riss mit einer neuen Knochenersatzmasse aus der Kieferchirurgie quasi »verschweißt«. Nach entsprechender Rehabilitationsphase tanzt der junge Mann heute wieder auf den Bühnen der Welt.

Die Druckverteilung auf den Sohlen messen

Um Fehler bezüglich Stellung, Funktion und Belastung des Fußes zu untersuchen, hilft die EMED-SF-Plattform. Der Patient geht barfuß über die Plattform, die über Sensoren die Druckverteilung auf den Sohlen misst. Häufig muss aber auch die Druckverteilung beim Gang im Schuh kontrolliert werden. Auch dafür gibt es Messgeräte. Beim Parotec-System werden dazu spezielle Einlegesohlen verwendet, die mit Drucksensoren versehen sind und die Daten an den Computer telematisch weiterleiten. So können auch Daten beim Jogging oder Walking gewonnen werden.

Fehlbelastungen werden erkennbar

Sinn solcher Untersuchungen ist es, Fehlbelastungen und Fehlbewegungen sichtbar zu machen. Die genauen Bildern dienen auch dazu, Einlagen und Schuhzurichtungen exakt und individuell anzupassen, wenn spezielle Probleme auftauchen. Insgesamt haben diese Computer sehr zum Verständnis der Biomechanik des Fußes beigetragen und sind ein wertvolles Hilfsmittel für den Fußspezialisten.

Mithilfe der so genannten EMED-SF-Plattform können Fehlbelastungen beim Gehen und Laufen festgestellt werden.

Dyn. Messung - Mittelwert

Druckwerte in N/cm²

Se.Nr.	links	rechts
1	0.00	13.56
2	17.81	13.31
3	11.63	9.38
4	13.44	8.50
5	6.25	4.00
6	3.00	0.88
7	4.88	2.75
8	1.75	1.25
9	0.13	0.00
10	4.69	3.50
11	1.13	0.75
12	0.00	0.00
13	5.94	4.75
14	9.19	10.31
15	9.88	19.31
16	6.31	11.75
17	7.19	5.38
18	21.81	22.88
19	22.44	25.81
20	15.06	21.81
21	4.06	1.94
22	5.06	4.63
23	19.75	13.19
24	26.69	20.50

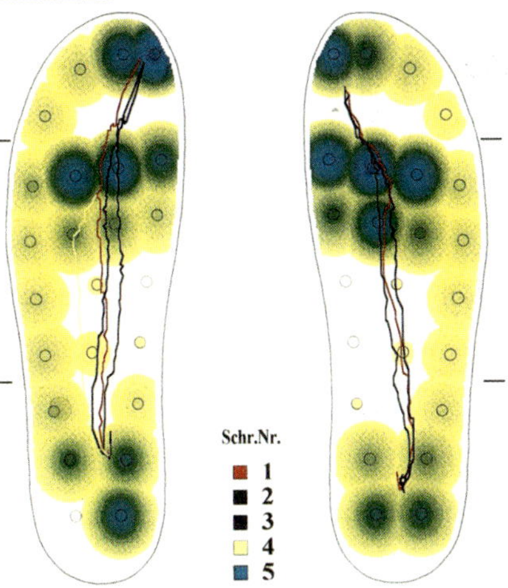

links
Schritte
4
Kontaktzeit [ms]
670 ms
Gesamtimpuls[Ns]
230.03 Ns

rechts
Schritte
4
Kontaktzeit [ms]
558 ms
Gesamtimpuls[Ns]
213.19 Ns

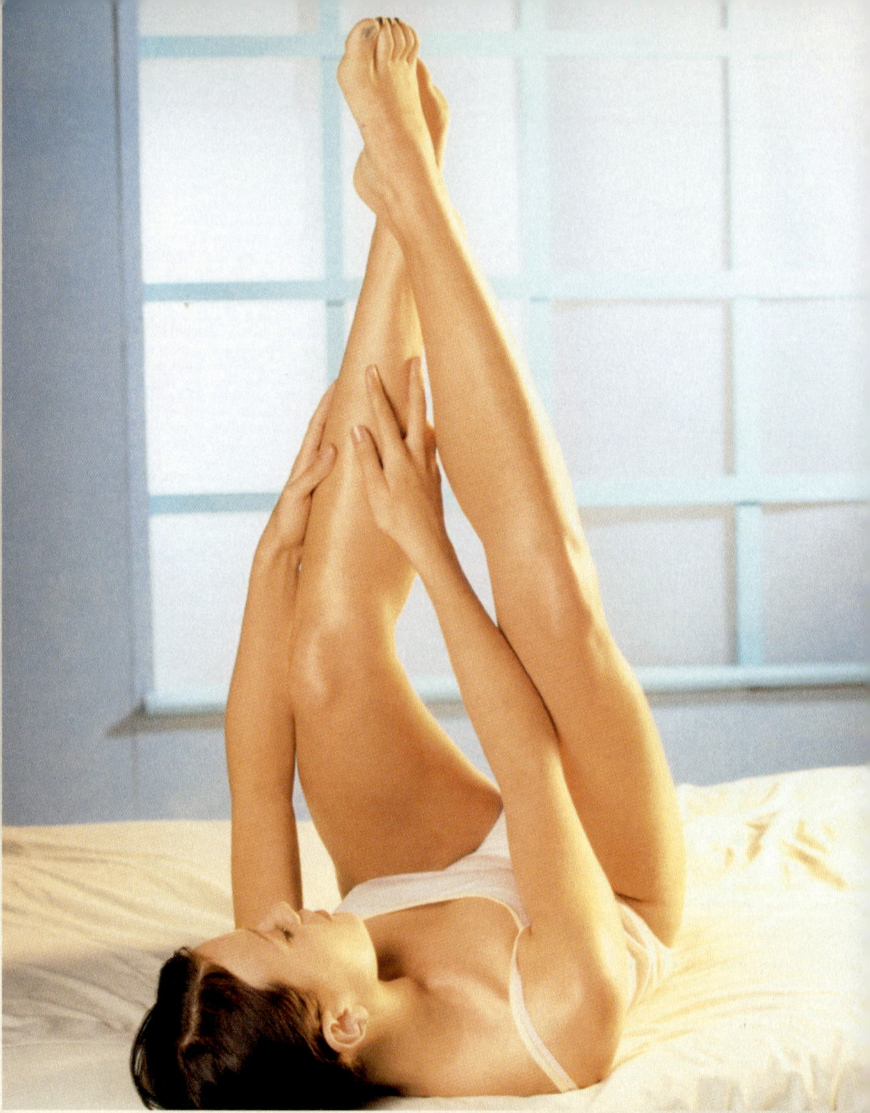

Beschwerden und Behandlungsmethoden

Das berüchtigte »Hühnerauge« kennt jeder, nicht aber die anderen zahllosen Beschwerden, unter denen unsere Füße leiden können. Hier erfahren Sie, wie man wirksam vorbeugt und was man dagegen tun kann.

F

Fußprobleme von A bis Z

Das Fußlexikon soll Ihnen einen Überblick über die häufigsten Fußprobleme und Sportverletzungen geben, wie sich diese bemerkbar machen, welche Ursachen dahinter stecken und wie sie behandelt werden können.

Achillessehne

Die Achillessehne ist die kräftigste Sehne des menschlichen Körpers. Aufgrund ihrer herausragenden Lage ist sie aber auch sehr gefährdet, schnell verletzt zu werden. Sie hält das vierfache Körpergewicht aus, gilt dennoch als besonders empfindlich, da sie ungeschützt auf der Rückseite des Fußes liegt.

Die Achillessehne überträgt die Kraft der Wadenmuskulatur und ist für das Abdrücken des Fußes beim Gehen verantwortlich. Dabei können mitunter erhebliche Druckbelastungen auftreten, beim Sprung oder Sprint beispielsweise bis zum Vierfachen des Körpergewichts, weshalb diese Sehne mit einem Durchmesser zwischen 1,0 und 1,5 cm sehr kräftig ausgestaltet ist.

Dennoch kann es besonders bei Beanspruchung ohne vorheriges Aufwärmen und Dehnen sowie bei ständiger Reizung durch Verdrehungen aufgrund von Fußdeformitäten (Knick-Senk-Fuß) zu schmerzhaften Verletzungen und Entzündungen kommen.

Verletzungen an der Achillessehne sind eine häufige Begleiterscheinung im Sport. Sie treten vorwiegend beim Langstreckenlauf, bei Sprungsportarten und bei Ballsportarten wie Fuß-, Hand-, Volley-, Basketball, Tennis, Squash und Badminton auf. In der Regel geht eine degenerative Veränderung der Achillessehne voraus.

Das Geräusch, wenn die Sehne reißt, erinnert an einen Gewehrschuss oder lauten Knall. Ein kompletter Riss dieser Sehne ist im ersten Moment sehr schmerzhaft, der Schmerz lässt aber schnell nach. Der Verletzte kann den betroffenen Fuß nicht mehr im Zehenstand belasten. Der Bereich um die Achillessehne schwillt an und zeigt Blutergüsse.

Die häufigsten Beschwerden im Bereich der Achillessehne sind demnach Entzündung, Überlastung, unvollständiger oder vollständiger Riss.

! **Langstreckenläufer, Tennisspieler und Fußballer sind besonders anfällig für Achillessehnenverletzungen. Bis diese wieder ausgeheilt sind, können bis zu drei Monate vergehen.**

Behandlung: Während Risse der Achillessehne fast immer durch eine Operation versorgt werden müssen, steht für Entzündung und Überlastungsschmerzen eine Reihe konservativer Heilmaßnahmen zur Verfügung. An erster Stelle ist dabei die Fersenerhöhung zu nennen, um die Sehne zu entlasten und eine Überstreckung zu vermeiden. Salbenverbände und intensive Physiotherapie (Bindegewebsmassage, Friktion, Ultraschall) ergänzen diese einfache, aber sehr wirkungsvolle Maßnahme. Selbstverständlich sollten Sie Sprung- oder Laufsportarten nur noch eingeschränkt betreiben, um keinen Riss der Sehne zu provozieren.
Kommt es doch zu einer kompletten Zerstörung dieser großen Sehne, muss man fast immer operieren. Die Operation kann bei kleineren Defekten in gedeckter, nicht offener Technik sehr schonend durchgeführt werden. Bei großen Defekten ist eine offene Rekonstruktion der Sehne unumgänglich. Die Verfahren sind mittlerweile sehr schonend für den Patienten, die Rekonvaleszenz und Rehabilitation dauern allerdings immer noch mindestens neun Wochen.

Schwachstelle Achillessehne

Die größte Schwäche eines Menschen wird meist als seine »Achillesferse« bezeichnet. Die Beschreibung dieser Verletzungsanfälligkeit findet sich bereits in der griechischen Mythologie, in der Sage um Achilles: Der griechische Held wurde als Kind von seiner Mutter in den Fluss Styx getaucht, um ihn unverwundbar zu machen. Sie hielt ihn dabei an einer Ferse fest. So wurde dieser winzige Teil seines Körpers nicht mit dem besonderen Wasser benetzt und blieb verwundbar. Ähnlich wie Siegfried, der im Drachenblut badete und den ein Lindenblatt auf der Schulter verletzlich machte, kostete auch Achilles die Schwachstelle an seiner Ferse letztlich das Leben.

So dramatisch stellen sich heute Verletzungen an der Achillessehne zum Glück nicht mehr dar, aber gerade Fußballer fürchten den Sehnenriss nach einem gegnerischen Tritt in die Ferse. Die Folge ist eine verletzungsbedingte Ausfallzeit von bis zu drei Monaten.

Arthrose

Als Arthrose werden Abnutzungserscheinungen der Gelenke bezeichnet – eines der Hauptthemen für den älteren Menschen, das speziell auch für den Fußbereich zutrifft. Der Knorpel verliert dabei allmählich seine Elastizität. Er wird spröde, splittert und ist schließlich zerstört.

Die Knorpelüberzüge gehen durch allmähliche Abnutzung oder durch eine Erkrankung wie beispielsweise Rheuma verloren; es kommt zu Belastungs- und Bewegungsschmerzen. Eine solche Schädigung verursacht eine starke Reibung, der Knochen gerät in Mitleidenschaft, das Vollbild nennt man Arthrose. Diese besondere Thema wird in einem eigenen Kapitel ausführlich auf Seite 68f. besprochen.

Im Internet finden Sie weitere Informationen zum Thema Fußprobleme und ihre Behandlung unter www.footinstitute.de

Arthrose des oberen Sprunggelenkes

Während die Arthrose allgemein vorrangig ein Problem des alternden Fußes ist, zeigt sich die Arthrose des oberen Sprunggelenkes häufig als Folge einer vorangegangenen Verletzung wie Knöchelbruch oder Gelenkentzündung. Der Gelenkknorpel degeneriert schleichend, und diese Abnützung macht sich anfangs als Belastungsschmerz im Sprunggelenk bemerkbar. Eine Schwellung ist nicht selten. Mit der Zeit nehmen die Schmerzen immer mehr zu und treten dann schon bei den ersten Schritten am Morgen auf. Die umgebende Muskulatur wird schwächer. Es kommt zur Gehbehinderung mit Fehlbelastung von benachbarten Gelenken. Im fortgeschrittenen Stadium tritt ein Ruheschmerz auf, der selbst in der Nacht nicht nachlässt. Zuletzt kommt es zur totalen Versteifung des Gelenkes. Im Röntgenbild lassen sich die arthrosebedingten Veränderungen erkennen: Der Gelenkspalt wird schmaler, zusätzlich bilden sich Knochen, Narben und Zysten am Gelenkrand.

Behandlung: Im Anfangsstadium helfen eine reduzierte schonende Belastung, eine gezielte physikalische Physiotherapie und eine zusätzliche medikamentöse Behandlung. Mit einer orthopädischen Schuhzurichtung kann die Fehlbelastung des Fußes ausgeglichen werden. Im späteren Stadium kann die operative Behandlung des Gelenkes notwendig werden.

Heutzutage ist eine Versteifung des Sprunggelenkes die zunächst beste Lösung. Solche Operationen werden mit Hilfe einer Gelenkspiegelung durchgeführt und verhelfen – unterstützt durch eine individuelle Schuhzurichtung – zu schmerzfreier Bewegung. In schwersten Fällen kann man heute, ähnlich wie bei Hüfte und Kniegelenk, auf einen prothetischen Ersatz des Sprunggelenkes zurückgreifen. Dieser gibt dem Sprunggelenk die Beweglichkeit, Schmerzfreiheit und Statik wieder zurück.

Ballenzeh

Der Ballenzeh – in der Fachsprache Hallux valgus genannt – ist die häufigste Zehen-Deformität. Im Volksmund spricht man von einem »Überbein«, obwohl man medizinisch darunter etwas anderes versteht. Beim Ballenzeh weicht die Großzehe im Grundgelenk nach außen ab, damit ist der Mittelfußkopf auch für den Laien deutlich zu erkennen.

Mit fortschreitender Entwicklung kommt es zu weiteren Folgeerkrankungen wie Hammer- oder Krallenzehen und einer schmerzhaften Einschränkung der Bewegung, da die Arthrose weiter zunimmt.

Der Hallux valgus tritt häufig an beiden Füßen auf, überwiegend bei Frauen. Leider gibt es auch eine angeborene Form des Hallux valgus bei Kindern und Jugendlichen. Die früher häufig gelenkverstümmelnden Operationen sind überholt. Wie heute eine Operation vor sich geht und welche Operationsmethoden es gibt, erfahren Sie ab Seite 81.

Behandlung: Der Hallux valgus kann im Anfangsstadium und bei Kindern und Jugendlichen bis maximal 14 Jahren konservativ mit Einlagen, gut geführten Schuhen und Fußgymnastik behandelt werden. Bei fortschreitenden Beschwerden ist eine Operation meist unumgänglich, bei der die ursprüngliche Form und Funktion des Großzehen-Grundgelenks wieder hergestellt wird. Dafür gibt es heute sehr sanfte und schonende Operationsmethoden. Das derzeit erfolgreichste und für den Patienten schonendste Verfahren ist die Knochenverschiebung des ersten Mittelfußknochens nach Boesch in mikroinvasiver Operationstechnik. Der Schnitt mit dem Skalpell ist nur fünf bis zehn Millimeter groß. Dabei handelt es sich um eine sehr schonende Umstellung und Neuausrichtung der knochen.

Darüber hinaus gibt es eine Reihe weiterer Osteotomie-Verfahren, die je nach Diagnose angewendet werden. Bei einigen Operation können Längs- und Quergewölbe gleichzeitig aufgerichtet werden. So erhält der Fuß wieder eine optimierte Funktion.

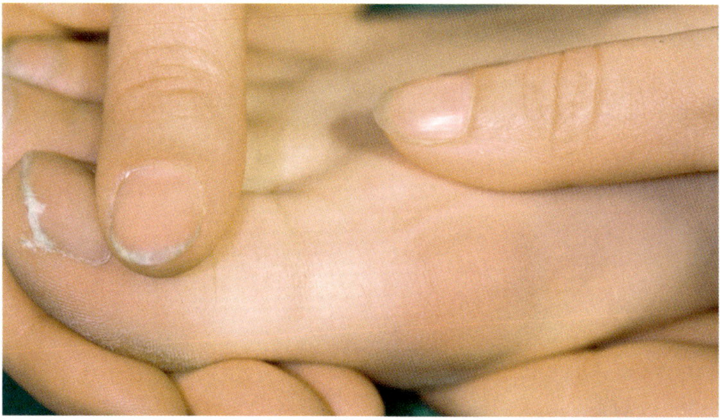

Der Ballenzeh (Hallux valgus) kann mit konservativen Methoden oder, in fortgeschrittenem Stadium, durch eine Operation gut behandelt werden.

Bänder

Diese zählen genauso wie Sehnen zum so genannten straffen Bindegewebe. Innerhalb der Gelenkkapsel gelegen, stabilisieren sie das Gelenk und dienen als Übermittler von Nervenreizen. Bandverletzungen äußern sich durch massiven Bewegungsschmerz, Bluterguss und Schwellung.

Als das Tragen von Plateauschuhen groß in Mode war, erlitten viele Frauen und Mädchen Bänderdehnungen im Bereich des oberen Sprunggelenkes, weil sie auf den hohen Schuhen umknickten. Als weitaus häufigste Ursache sind jedoch Unfälle beim Sport und in der Freizeit zu nennen.

Jedes »Umknicken«, das mit Bluterguss, Schwellung und Druckempfindlichkeit einhergeht, zieht eine Bandverletzung nach sich, die ärztlich behandelt werden muss. Dabei sind häufig die äußeren Seitenbänder und weniger das innere Seitenband in Mitleidenschaft gezogen.

Behandlung: Stellt die Diagnose sicher, dass nur ein Band und/ oder die Kapsel verletzt sind, kann ein fachmännisch angelegter Tapeverband den Fuß ruhig stellen, ohne beim Gehen sonderlich zu behindern. Ein doppelter oder gar dreifacher Bänderriss sollte in der Regel durch eine ambulante Operation behandelt werden, wobei die Aktivitäten des Verletzten in Hinblick auf Freizeit und Sport zu berücksichtigen sind.

Die Forschung auf dem Gebiet des Knorpelersatzes ist mittlerweile weit vorangekommen. In den großen Gelenken kann heute schon gentechnisch gezüchteter Knorpel den zerstörten Knorpel ersetzen. Es gibt neue Implantate aus Hydroxygel, die jetzt bei arthrotisch geschädigten Großzehengrundgelenken eingesetzt werden.

Blasen

Blasen entstehen an den Füßen durch Druck oder Scheuern der Strümpfe und Schuhe oder bei großer Beanspruchung, wie beispielsweise bei langem Gehen oder beim Wandern.

Behandlung: Öffnen Sie die Blase nicht selbst mit einer Nadel. Hier besteht das Risiko einer Entzündung, weil Keime und Bakterien auf die Haut unter der Blase gelangen können. Entfernen Sie Blasen nicht, sondern schützen Sie sie durch ein Pflaster, bis sie eingetrocknet sind. Sollte es trotzdem zu Infektionen der Wundstelle gekommen sein, lassen Sie sich von einem spezialisierten Arzt helfen.

Chondropathie (→ siehe auch Knorpelschaden)

Wie in allen Gelenken ist diese Schädigung des Knorpels auch in den verschiedenen Gelenken des Fußes anzutreffen. Dabei handelt es sich meist um eine angeborene schwache Ausbildung des Knorpels, die unter Belastung dann zu einer nachhaltigen Erweichung des Knorpels führt und den Beginn einer Arthrose (siehe Seite 68f.) bedeuten kann.

Behandlung: Die Behandlungsmöglichkeiten sind in den ja meist sehr kleinen Gelenken des Fußes nur gering. Entzündungshemmende und schmerzstillende Medikamente und Einlagen zur Unterstützung des Fußgewölbes sind meist schon alles, was der Spezialist gegen die Beschwerden tun kann.
Durch eine verstärkte Forschung auf dem Gebiet des Knorpelersatzes wird man in einigen Jahren sicher mehr Möglichkeiten haben.

Diabetischer Fuß

Der diabetische Fuß ist eine Folge der Zuckerkrankheit (Diabetes mellitus). Die Zahl der Blutzuckererkrankungen steigt erschreckend an. Menschen, die an Diabetes mellitus leiden, müssen auf lange Sicht, etwa nach etwa zehn Jahren, mit Folgeschäden rechnen – auch an den Füßen. Störungen des Stoffwechsels, mangelnde Durchblutung und ein zu hoher Blutzuckerspiegel schädigen Nerven und Blutgefäße des Körpers. Besonders an den sehr kleinen Gefäßen der Zehen und des Fußes beginnt die Verengung schon früh. Eine häufige Folgeerkrankung ist der diabetische Fuß, der meist durch schlechte Wundheilung und spezielle Fußbeschwerden gekennzeichnet ist. Wenn Sie von dieser Erkrankung betroffen sind, möchte ich Ihnen einige wichtigen Formen des diabetischen Fußes in einem eigenen Kapitel auf Seite 70ff. erklären.

Distorsion (→ siehe Verstauchung)

Ermüdungsbruch (→ siehe auch Osteoporose)

Diese oft unerkannte, schwere Verletzung kommt sehr häufig im Fußbereich vor. Vor allem Sportler aus Lauf- und Sprungdisziplinen sind von dieser Art des Knochenbruches betroffen, und zwar aufgrund der oftmaligen Wiederholungen einer Maximalbelastung in Wettkampf und Training. Für manche Frau sind die heftigen Schmerzen, die bei schweren Deformitäten der Fußgewölbe (Senkfuß, Hohlfuß) wie aus heiterem Himmel auftreten, unerklärlich.

Dabei bricht meist der oft dünne und bereits porös gewordene Mittelfußknochen wie ein trockener Ast. Der dadurch instabil gewordene Fuß schmerzt höllisch und schwillt stark an. Jeder Schritt wird zur Qual.

Der Spezialist wird bei diesen Signalen schnell zur richtigen Diagnose finden, die durch ein einfaches Röntgenbild des Fußes nicht immer bestätigt wird. Oft werden weiterführende Diagnosemethoden (Szintigramm, CT) notwendig. Auch länger zurückliegende Ermüdungsbrüche kann man auf diesen Röntgenaufnahmen an der wolkenartigen Neu-Knochenmasse erkennen, die zur Reparatur des Bruches dient.

Der stechende Schmerz bei einem Ermüdungsbruch wird oft falsch gedeutet und zu lange toleriert. Bei akut auftretenden heftigen Schmerzen im Mittelfußbereich ist dies die häufigste Diagnose bei 50 bis 60-jährigen Frauen.

Behandlung: Durch eine funktionelle Schienung des Mittelfußbereiches kann der akute Schmerz rasch beherrscht werden. Die Betroffenen werden dann für eine Zeit lang mit stabilen Plexidur-Einlagen versorgt. Auf einer solchen Unterlage heilt der Ermüdungsbruch aus. Selten muss bei nicht heilenden Brüchen eine Knochenverplattung vorgenommen werden.

Fersensporn (Kalkaneussporn)

Diese Veränderung ist eine dornartige Ausziehung an der zehenwärts gerichteten Seite des Fersenbeins. Sie geht mit großen Schmerzen beim Auftreten einher und kann besonders lästig für den Betroffenen sein, da die Lebensqualität meist entscheidend eingeschränkt wird. Ursache für den Fersensporn ist eine lang dauernde Überbelastung des Fußes, speziell der großen Sehnenplatte unter der Fußsohle, aufgrund eines Senk- und Plattfußes. Dabei kommt es durch überstarke Zugkräfte und Verdrehungen dieser Sehnenplatte zu einer Verkürzung und dann zu einer Lösung der Knochenhaut am Ansatzpunkt der Fußsohlenfascie. Da die Fascie selbst keine Nervenversorgung hat, wird der Schmerz von der reichlichen Innervation der Knochenhaut ausgelöst. Der Körper versucht, diese Ablösung des Ansatzes durch Auffüllen des Defektes mit einer knochenbildenden Schicht auszugleichen – dies führt dann zu einer Art »Verlängerung« des Fersenbeines, die später als Sporn im Röntgenbild zu erkennen ist.

Mein persönlicher Tipp: Wenn Sie sich rechtzeitig um Ihre viel beanspruchten Füße kümmern, können Ihnen die qualvollen Beschwerden, die ein Fersensporn verursacht, erspart bleiben.

Jedes Mal, wenn Sie morgens den ersten Schritt machen, tragen Ihre Fersen die ganze Belastung des Körpers. Das beschriebene falsche, verdrehte Auftreten des Fußes setzt den ganzen Mechanismus in Bewegung, schon bei den nächsten Schritten kann der Spuk aber vorbei oder nur noch wenig spürbar sein. Wenn Sie sich länger ausruhen und dann wieder aufstehen, kann alles von vorne beginnen.

Behandlung: Es gibt vier verschiedene Therapieformen; dabei gilt auch bei dieser Erkrankung: Vorbeugen ist besser als heilen. Das moderne Hilfsmittel der Computeranalyse des Belastungs- und Gangbildes gibt heute frühzeitig Aufschluss über Fehlbelastungen.

Einlagen nach Maß entlasten durch Freistellung den schmerzenden Punkt an der Ferse. Sie verhindern beim Gehen das ständige Verdrehen der Fußsohlenfascie und helfen dadurch, den Zug von dem beschriebenen Ansatzpunkt wegzunehmen.

Entzündungshemmende Medikamente werden als erste Option bei weiter bestehenden Schmerzen eingesetzt. Kann man sie noch als Tabletten nehmen, ist alles nicht so schlimm. Als Spritze direkt an den Ort des Schmerzes gegeben, sind sie mit das Unangenehmste, was es gibt. Aber: Oft helfen sie verblüffend.

Bei einer Stoßwellentherapie werden gebündelte Schallwellen (Stoßwellen) auf den schmerzenden Punkt gerichtet. Sie inaktivieren die für den Schmerz zuständigen Zellen. In 40 bis 50 Prozent der Fälle sind die Patienten danach schmerzarm. Damit kann auch Voroperierten geholfen werden.

Eine Operation ist nur der letzte Ausweg. Der Arzt löst dabei die Sehnenplatte der Fußsohle (Plantaraponeurose) und einen Teil der kurzen Fußmuskulatur vom Ansatz und trägt den knöchernen Fersensporn ab. Danach muss der Betroffene für längere Zeit eine Maßeinlage tragen.

Fußschweiß

Fußschweiß entsteht, wenn die Füße verstärkt Schweiß absondern. Dies kann seine Ursachen in einem unnatürlichen Zuviel an Schweißdrüsen im Fußsohlenbereich haben, meist sind aber Fehler bei der Fußbekleidung und beim Schuhwerk die Auslöser. Damit verbunden ist häufig ein unangenehmer Geruch. Fußschweiß kann darüber hinaus zu Hautentzündungen führen, die Fußpilz begünstigen. Dort, wo sich der Fußschweiß sammelt, können sich die Pilze festsetzen und in die aufgeweichte Haut eindringen.

Behandlung: Gegen Fußschweiß und seine Folgen helfen diese altbewährten Maßnahmen:

1. Wechseln Sie täglich – bei starkem Schwitzen auch mehrfach am Tag – die Strümpfe. Tragen Sie keine synthetischen Materialien.
2. Lassen Sie die durchgeschwitzten Schuhe mindestens einen Tag trocknen.
3. Der Arzt kann Ihnen zusätzlich medizinische Fußsprays und Fußpuder empfehlen.
4. Ein bewährtes Hausmittel ist auch das tägliche Eichenrindebad: 500 g Eichenrinde in 4 bis 5 l Wasser geben, eine Viertelstunde kochen und den Aufguss abkühlen lassen, bis sich Ihre Füße darin wohl fühlen. Den Eichenrinde-Extrakt bekommen Sie in der Apotheke.

5. Außerdem gibt es noch etwas ganz Neues für die »angeborene« Überproduktion von Schweiß: Botox. Nach chemischer Markierung der Areale mit erhöhter Schweißsekretion wird das Nervengift mit mehreren punktförmigen Injektionen in die Fußsohle gespritzt. Durch diese gezielte Blockierung der Reizmechanismen an den Schweißdrüsen kommt es zu einer deutlichen Verminderung des Schwitzens an den Fußsohlen. Ein segensreicher Nebeneffekt dieses sonst zunehmend kosmetisch eingesetzten Wirkstoffs.

Fußpilz

Er überträgt sich von Mensch zu Mensch, und vor allem dort, wo viele Menschen barfuß laufen: in Schwimmbädern, öffentlichen Duschen, Saunen und Hotelzimmern. Pilze gedeihen besonders gut in einem feuchtwarmen Klima; hier ist die Gefahr, sich anzustecken, sehr groß. Jeder Dritte leidet unter Fußpilz. Typische Symptome sind gerötete Hautstellen und eine schuppende, juckende Haut zwischen den Zehen. Eine Pilzinfektion beginnt mit dem Eindringen eines Erregers in verletztes oder geschwächtes Gewebe. Dann nistet er sich in der obersten Hautschicht ein, breitet sich aus und zerstört die gesunden Hautschichten. Der Körper reagiert mit einer Entzündung, die Haut rötet und schuppt sich und juckt. Mit Fußpilz infizieren sich Menschen, deren Hautoberfläche an den Füßen Risse oder kleine Verletzungen aufweist oder deren Hautgewebe geschwächt ist. Ein gesunder Fuß bietet den Pilzsporen keinen Nährboden. Ein hohes Risiko für Fußpilz haben Diabetiker, Menschen mit Durchblutungsstörungen oder ältere Menschen. Zur Vorbeugung empfehle ich, in öffentlichen Bädern und Hotelzimmern immer Schuhe – dazu gehören auch die viel geschmähten »Adiletten« – zu tragen. Der Juckreiz ist meist das erste Erkennungszeichen für einen Fußpilz. Hat sich der Pilz einmal eingenistet, infiziert er immer mehr Hautpartien und kann schließlich auch den Nagel erreichen. Im weiteren Verlauf entstehen kleine Pusteln oder Bläschen, der Rand der infizierten Hautstelle schuppt stärker, und die Haut bekommt Einrisse. Auch eine auffallend verdickte Hornschicht und eine starke Abschuppung an den Fußsohlen können Anzeichen für Fußpilz sein. Wer an Fußpilz leidet, sollte nicht warten, sondern sofort zum Arzt gehen.

Botox ist ein künstlich hergestelltes »Nervengift«, das aktuell vor allem zur Faltenglättung im Gesichtsbereich verwendet wird, aber auch eine ganze Reihe unbekannter, segensreicher Einsatzgebiete hat.

Behandlung: Der Fußspezialist kann durch wirksame Salben und Lotionen diese Leiden schnell beheben. Der Hauptanteil kann und muss jedoch von jedem selbst erbracht werden: Eine gründliche Pflege der Füße ist die Voraussetzung, dass die Sporen von Fuß- und Nagelpilzen keinen Nährboden vorfinden, wo sie sich einnisten und langfristig Schaden verursachen können.

Fuß- und Nagelpilze verursachen im Anfangsstadium keine Schmerzen und werden deshalb oft nicht ernst genommen. Je früher jedoch ein Pilzbefall erkannt und behandelt wird, desto größer ist die Chance, den Eindringling schnell wieder loszuwerden.

Gicht (Arthritis urica)

Der schon von unseren Urvätern gefürchtete »Gichtknoten« an Händen und Füßen ist nichts weiter als der Ausdruck einer Stoffwechselstörung. Die in diesem Fall im Blut über den Normalwert erhöhte Harnsäure lagert sich an den vom Zentrum des Menschen entferntesten Stellen – meist im Großzehengrundgelenk – in Form von kleinen spitzen Kristalle ein, die wie Sand im Getriebe wirken. Dies ist äußerst schmerzhaft und führt zu Entzündung und Schwellung mit einer auffallenden Rötung und Überwärmung des Gelenkes. Selten kommt es zur Bildung eines mit diesen Ablagerungen gefüllten Schleimbeutels über dem Gelenk.

Wer an Gicht leidet und diese Stoffwechselstörung nicht mithilfe eines Arztes medikamentös behandelt, kann schnell an einer Gichtarthrose erkranken – mit der Folge einer raschen Knorpelzerstörung. Im Bereich des Großzehengrundgelenkes ist dies besonders schmerzhaft und bedingt fast immer eine spätere Operation.

Kleines Pilz-Lexikon

- Antimykotika: Arzneimittel mit pilzabtötender Wirkung
- Dermatomykosen: Sammelbegriff für Hauterkrankungen durch Pilze
- Dermatophyten: bestimmte Fadenpilze, die Nagelpilz auslösen
- Leukonychie: krankhafte Weißverfärbung der Nägel durch Pilzbefall
- Mykose: Pilzinfektion bestimmter Körperregionen
- Onychodystrophie: Verdickung des Nagels durch Pilzbefall
- Onychomykose: Fachbegriff für Nagelpilz
- Tinea pedis: lateinischer Ausdruck für Fußpilz

Behandlung: Die Therapie dieser Erkrankung ist ebenso einfach wie wirkungsvoll: Medikamente zur Harnsäuresenkung und Diät. Fragen Sie Ihren Spezialisten!

Hackenfuß

Hierbei handelt es sich meist um eine angeborene Deformität, die von den Nerven ausgeht. Der zu kurze Fuß mit steil gestellter Ferse kann im kindlichen Alter gut durch Schienung verbessert werden, sodass ein sicheres Gehen erreicht werden kann.

Hallux Valgus (→ siehe Ballenzeh)

Hammerzehen

Hammer- und auch Krallenzehen haben ihre Ursache in einem übergroßen Zug der Sehnen, wenn der Mittelfuß absinkt. Dadurch verkürzen sich die Beugesehnen, und das entsprechende Gelenk wird aufgerichtet. Während dadurch bei der Krallenzehe das Mittelgelenk fixiert wird, geschieht dies bei der Hammerzehe im Endgelenk.

Der Volksmund macht hier keine so feine Unterscheidung: Jede deformierte Kleinzehe, also von der zweiten bis zur fünften Zehe, wird schlicht und einfach als »Hammerzeh« bezeichnet.

Behandlung: Egal, ob Mittel- oder Endgelenk betroffen sind: Der zum Körper zeigende Anteil des Gelenks wird operativ entfernt, und die Sehne wird zur besseren Stellung etwas verlängert. In der Hand des erfahrenen Spezialisten ist dies ein kleiner Eingriff mit einer großen Wirkung.

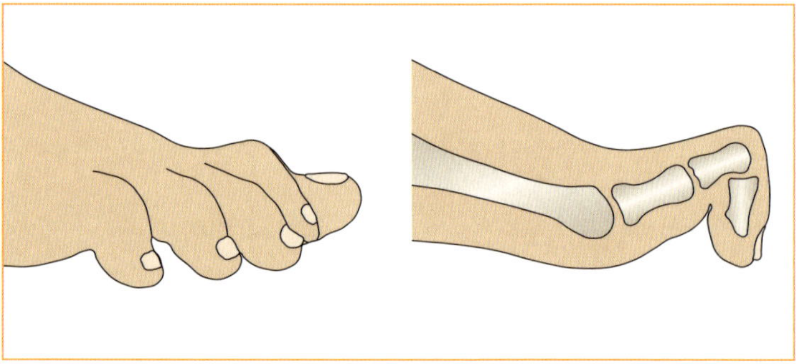

Hohlfuß

Auch diese angeborene Deformität gehört zu den Fußerkrankungen, die mit einer frühzeitigen Schienung oder Operation gut heilbar sind.

Hühneraugen

Die unansehnlichen Verhärtungen bilden sich auf oder zwischen den Zehen: »Harte« Hühneraugen entstehen, weil die Hammer- oder Krallenzehen am höchsten Punkt gegen den Schuh drücken. »Weiche« Hühneraugen treten zwischen den Zehen auf, weil der Schuh die Zehen zusammenpresst.

Behandlung: Mein Rat: Verwenden Sie niemals Hühneraugen-Pflaster. Sie lösen mit einer Säuresubstanz nur die Hornhaut auf. Bei Diabetikern kann das zu Problemen führen, weil ihre Wunden schlecht heilen. Und die Hühneraugen kommen wieder, solange die Ursache nicht behoben wird.
Bei leichten Fällen kann eine versierte Fußpflegerin die Hornhaut entfernen. In schweren Fällen hilft nur eine Operation, weil nur sie die eigentliche Ursache für die Hühneraugen, nämlich Hammer- oder Krallenzehen oder hervorstehende Knochenanteile der Zehengelenke, beheben kann. Bei dem Eingriff werden die Gelenkversteifungen gelöst, oft werden auch die Mittelfußköpfchen angehoben und nach hinten versetzt (siehe Kapitel Operationen, Seite 81ff.).

Klumpfuß

Etwa 1 von 1000 Neugeborenen kommt mit Klumpfüßchen zur Welt. Der Arzt klärt bei der Untersuchung, ob es sich um einen echten Klumpfuß oder nur um eine Klumpfußhaltung handelt.

Behandlung: Ersteres kann mit Krankengymnastik, Oberschenkel- und Nachtschienen, Einlagen und/oder Anti-Varus-Schuhen gut therapiert werden. In selteneren Fällen muss der Klumpfuß ab dem dritten Monat operativ behandelt werden. Die Klumpfußhaltung lässt sich mit einer regelmäßigen leichten Fußmassage durch die Eltern korrigieren. Wichtig ist die sorgfältige Beobachtung in den folgenden Jahren.

Knickfuß (→ siehe Überpronation)

Knöchelbrüche

Knöchelbrüche zählen zu den häufigsten Sportverletzungen. Das obere Sprunggelenk wird von Schien-, Waden- und Sprungbein gebildet. Kräftige Bänder verbinden sie. Die Gelenkkapsel und starke Bänder stabilisieren das Gelenk, deshalb gehen mit Knöchelbrüchen oft auch andere Verletzungen, wie z.B. ein Bänderriss, einher.

Behandlung: Der Verletzte sollte so schnell wie möglich einen Arzt aufsuchen. Je eher die Behandlung beginnt, desto schneller kann die Heilung einsetzen. Erste Hilfe bieten bis dahin Schienung, Ruhigstellung, Hochlagern und Kühlen.

Komplexe Vorfußdeformität

Bis ein weiblicher oder männlicher Fuß sich so weit verändert hat, dass jeder Schritt schmerzt und kein Schuh mehr passt, reihen sich zahlreiche kleine Veränderungen aneinander.
Zuerst sinken die Mittelfußköpfchen im Quergewölbe ab. Frauen spüren die Folgen schmerzhaft bei jedem Schritt, weil auf der Sohle, am Fußballen, Hornhautschwielen entstehen.
Je weiter die Mittelfußköpfchen absinken, desto größer wird Zug auf die Sehnen. Wie ein verkürztes Seil ziehen sie an den Fußzehen. Die sichtbare Folge sind Hammerzehen, die mit harten Hühneraugen »verziert« sind. »Weiche« Hühneraugen treten zwischen den Zehen auf, weil der Schuh die Zehen zusammenpresst.
Je nach Veranlagung folgt auf das stetige Absinken der Mittelfußköpfchen schließlich ein kompletter Senkfuß, das Quergewölbe des Fußes ist ganz unten angekommen.
Die nächste Phase ist ein Spreizfuß, weil nach dem Absinken die Zehen breit getreten werden. Ist das Längsgewölbe abgesunken, spricht man vom Plattfuß. Zuletzt bildet sich aus dem Zusammenspiel aller Veränderungen der Ballenzeh.

Behandlung: Eine komplexe Vorfußdeformität lässt sich maximal bis zum siebten oder achten Lebensjahr durch Schienen oder andere Maßnahmen (Gymnastik, Einlagen, Schuhzurichtung) beeinflussen. Danach sind die Einflussnahmen durch diese Hilfsmittel nur noch sehr gering. Im Erwachsenenalter bringen diese Hilfen keinerlei Verbesserung oder Korrektur mehr. Dann hilft nur noch eine Operation.

Krallenzehen (→ siehe Hammerzehen)

Nagelpilz

Nagelpilz befällt die Nagelplatte und das Nagelbett. Die Nagelplatte wirkt stumpf und ist nicht mehr durchsichtig, sondern trüb, weiß oder gelblich verfärbt und im späteren Stadium braun. Der Nagel ist deutlich verdickt, weil sich die Nagelplatte vom Nagelbett abhebt. Der Nagelpilz-Erreger ist der gleiche, der auch Fußpilz verursacht. Nagelpilze sind besonders zäh und ausdauernd; es kann Monate dauern, bis der gesunde Nagel nachwächst.

Da Pilze sehr ansteckend sind, sollten Sie sich nicht an den infizierten Stellen kratzen; Sie könnten sich sonst mit einer Fuß- und Nagelpilzerkrankung an anderen Körperstellen infizieren.

Geschichten aus meiner Fußsprechstunde

Eine Berufsgruppe, die sehr häufig, wenn nicht fast immer unter Nagelproblemen leidet, sind die Fußballspieler. Häufig erleiden sie die Verletzungen schon beim Training, erst recht im Spiel, wenn ihnen ein Gegner »auf den Füßen gestanden ist«. Nur schnelle Hilfe möglichst unmittelbar nach dem Spiel kann den Nagel vor Schlimmeren bewahren. Als Vereinsarzt eines Münchener Fußballclubs war es immer meine erste Aufgabe nach dem Spiel, solche Nagelhämatome zu entlasten. Das Wichtigste aber musste ich mit sehr viel Überredungskunst bei den Profis durchsetzen: Einmal wöchentlich wurde eine Fußpflegekraft bestellt, die sich ausschließlich um die »Werkzeuge« der Spieler, ihre Füße, kümmerte. Für den Körperteil, mit dem sie ihr Geld verdienten und auf das sie am meisten angewiesen waren, hatten sie nur wenig Gedanken übrig.

Behandlung: Meistens kann Nagelpilz nur mit einer Kombinationstherapie aus Medikamenten und einer speziellen Nagelpflege geheilt werden. Wenn ein vom Pilz befallener Nagel nicht mehr zu retten ist, muss er entfernt werden, was sich in lokaler Betäubung problemlos machen lässt. Wichtig ist die Nachbehandlung, die den nachwachsenden Nagel vor weiterem Pilzbefall schützt: heute stehen dem Spezialisten dafür lackartige Lotionen zur Verfügung, die genau dosierte lokale Antipilzmittel beinhalten. Diese sollten täglich über der Nagelmutter und dem Nagelbett aufgetragen werden. Der nachwachsende Nagel muss darüber hinaus mit einer Fettcreme elastisch gehalten werden.

Nagelverletzungen

Diese entstehen meist durch direkte Einwirkungen, können aber häufig auch ein Zeichen für zu kleine Schuhe sein. Wenn die Zehen gegen die Fußkappe drücken, bildet sich ein Bluterguss im Fußzeh. Blutunterlaufene Nägel werden vom Arzt mit einer sterilen Nadel angebohrt, damit das gestaute Blut ablaufen kann, der Druck nachlässt und der Nagel erhalten bleibt. Eingewachsene Fußnägel sind schmerzhaft und nicht zu unterschätzen. Sie entstehen meist durch falsches Schneiden der Zehennägel, wobei es auch zu Einrissen am Nagel selbst oder im Nagelbett kommen kann. Beim Tragen zu enger Schuhe kann es passieren, dass der Fußnagel nicht im Nagelbett wächst, sondern dieses verlässt und nach unten schmerzhaft einwächst.

Behandlung: »Doktern« Sie nicht selbst daran herum. Aus der kleinen Entzündung kann bei unsachgemäßer Behandlung schnell eine Infektion oder ein Abszess entstehen. Einen eingewachsenen Fußnagel behebt der Fußpfleger oder der Arzt.

Osteoporose

Als Osteoporose bezeichnet man die Schwäche der Knochengrundstruktur – der Knochenbälkchen. Die Gründe dafür sind mannigfaltig und liegen beispielsweise in hormonellen Veränderungen oder in einem starken Kalziumverlust. Neueste Forschungen aus England haben den Einfluss bestimmter

Gene auf das Gleichgewicht von Knochenaufbau und Knochenabbau nachgewiesen. Gefährdet sind vor allem die Wirbelkörper. Eine Folge der Osteoporose im Fußbereich können Ermüdungsbrüche (siehe auch Seite 51) sein. Diese Mikrofrakturen verursachen starke Schmerzen und Instabilität im Fuß.

Plattfüße

Diese Erscheinung ist der Ausdruck eines sich ständig weiter senkenden Längsgewölbes des Fußes. Die Fußsohle wird mit der Zeit vollständig plattgedrückt, im Extremfall entsteht sogar ein so genannter Tintenlöscherfuß mit einer konvexen Form.
Der Plattfuß ist oft mit einem Knicksenkfuß kombiniert. Beim Plattfuß fällt das gesamte Fußskelett zusammen, was Statik und Belastbarkeit des Fußes negativ beeinflusst und in Folge auch zur Arthrose führen kann, weil die Druckverteilung auf die Sohle aus dem Gleichgewicht geraten ist.

Teenager lieben Turnschuhe. Doch das ständige Tragen begünstigt Plattfüße.

Behandlung: Ein Plattfuß im Anfangsstadium kann mit Fußgymnastik, Einlagen und orthopädischen Schuhen behandelt werden. In fortgeschrittenen Fällen mit starken Beschwerden sind operative Maßnahmen notwendig, um das Fußgewölbe wiederherzustellen und aufzurichten.

Prellungen

Sie entstehen, wenn stumpfe Gewalt, etwa als Schlag oder Stoß, direkt auf den Körper einwirkt. Dabei werden Weichteile gequetscht und Blutgefäße verletzt, was zu Blutergüssen führt. Bei der Gelenkprellung wird die Innenhaut des Gelenks verletzt.

Behandlung: Die verletzte Stelle sollte sofort mit Kälteanwendungen und zeitweiligem Druckverband behandelt werden, um die Schwellung und den Bluterguss zu stoppen. Im Fußbereich kommen Prellungen häufig vor, wenn man mit dem Fuß an ein Hindernis stößt. Vor allem im Fußwurzelbereich sind sie mit Knochenhautverletzungen verbunden und dann besonders schmerzhaft.

Rheuma

Rheuma in all seinen Facetten und Erscheinungsformen gehört immer noch zu den am schwierigsten zu behandelnden Autoimmunerkrankungen. Die Auswirkungen am Fuß sind sehr gut zu erkennen. Man sieht stark ausgeprägte Ballen, massiv deformierte Gelenke und Gewölbe bis hin zum klassischen »Rundfuß«, der die Betroffenen nur noch auf den hervorstehenden Mittelfußköpfchen laufen lässt.

Behandlung: Die Behandlungsmöglichkeiten sind vielfältig. Eine individuell angepasste medikamentöse Therapie muss aber immer von maßgenau angefertigten Schuhzurichtungen begleitet werden. Mit den neuen minimalinvasiven Operationsmethoden kann den Betroffenen häufig ein gutes Stück Lebensqualität zurückgegeben werden (siehe auch Operationen am Fuß, Seite 81ff.).

Schleimbeutel-Entzündungen

Schleimbeutel-Entzündungen können chronisch werden, wenn sie nicht behandelt werden. Früher oder später ist es dem Betroffenen nicht mehr möglich, ohne Schmerzen zu laufen. Im Bereich des Fersenbeins befinden sich zwei Schleimbeutel, die oft im Mittelpunkt eines solchen Geschehens stehen. Körperlich aktive Kinder und Jugendliche neigen zu einer Entzündung im Bereich des Achillessehnen-Ansatzes, was zu Schmerzen beim Gehen und Laufen führt. Als Selbsthilfe des Körpers wird an den Stellen der Überlastung ein kleines »Gelkissen« angebracht, um Reibung zu vermeiden oder Schutz gegen Druck aufzubauen. Meist verbirgt sich jedoch hinter einer Reizung ein anderes Problem als nur Überbelastung oder falsches Schuhwerk: Ausgeprägte X- oder O-Beine, unterschiedliche Beinlängen oder eine verkürzte Wadenmuskulatur können mit an der Entzündung schuld sein.

Anormale Knochenvorsprünge können zur Ausbildung eines Schleimbeutels führen. Das beste Beispiel dafür ist der oft große Schleimbeutel über dem herausstehenden Knochenanteil eines Hallux valgus.

Behandlung: Sie besteht immer in der genauen Feststellung der auslösenden Ursache und deren Beseitigung – meist geht das nur operativ mit einer anschließenden Entlastung des betroffenen Bezirks durch Einlagen, Schuherhöhungen oder gar orthopädische Schuhen.

Sehnen

Sie zählen wie die Bänder zum so genannten straffen Bindegewebe. Sehnen übertragen die Kräfte vom Muskel auf die Knochen und wirken sowohl dämpfend als auch Kraft verstärkend. Sehnenverletzungen zeigen sich durch die eingeschränkte Funktion der Muskeln, Schwellungen und Schmerzen. Als Folge von Überbelastung treten schmerzhafte Entzündungen, beim Riss ein peitschenhieb- oder messerstichartiger Schmerz auf.
Entzündungen im Bereich der Sehnen treten häufig bei Überbelastung auf, etwa bei Langstreckenläufern, die auf hartem Boden trainieren, oder bei Untrainierten, die plötzlich ein ungewohntes Training aufnehmen. Beschwerden können auch bei längerem Bergauflaufen oder Laufen in Sand auftreten.

Behandlung: Gegen die Schwellung im Bereich der Sehnenscheiden helfen entzündungshemmende Mittel und eine intensive, früh einsetzende, physikalische Therapie, die der Spezialist verschreiben sollte.

Senkfuß

So wird ein Fuß genannt, bei dem sich das Fußquergewölbe abgesenkt hat. Im Endstadium entsteht der so genannte »Rundfuß« mit der klassischen Senkfuß»schüssel«. Diese häufig vorkommende Deformität ist Auslöser der meisten Zehendeformitäten, wie Hallux valgus oder Hammer- und Krallenzeh. Deshalb ist eine Korrektur dieser Senkfußdeformität auch für die Behandlung schmerzender Füße so wichtig.

Sichelfuß

Der Sichelfuß ist eine Fußfehlstellung bei Babys und Kindern, dabei ist der vordere Fußbereich nach innen gedreht. Im Volksmund nennt man ihn wegen seiner Form auch »Bananenfuß«.

Behandlung: Die Therapie sieht ein Training der Fußmuskulatur in Kombination mit einem so genannten Antivarus-Schuh vor. Dieser Spezialschuh soll den Vorfuß wieder nach außen biegen und in Normalstellung bringen.

Durch die Verformung der Füße drehen sich oft zusätzlich die Hüftgelenke nach innen. Diese kindlichen Deformitäten lassen sich durch Nachtschienen und intensive Krankengymnastik gut korrigieren.

Spreizfuß

Spreizfüße sind die logische Folge des Senkfußes. Ist der Fuß aufgrund des instabilen Quergewölbes abgesunken, kommt es zu einem Spreizen der Zehen und Mittelfußknochen als Ausweichbewegung. Der Fuß wird so im Laufe der Jahre immer breiter, zum Schluss kann sich der so genannte »Schneiderballen« entwickeln, ein Ballen am Kleinzehengrundgelenk.

Die Supination ist an sich eine normale Bewegung des Fußes. Das Sprunggelenk knickt beim Gehen leicht nach außen. Erst bei einer Überbetonung dieser Fußbewegung wird das natürliche Dämpfungssystem im Fuß gestört. Auch hier helfen Einlagen oder Erhöhungen des Schuhaußenrandes.

Sprunggelenksverletzungen

Das Sprunggelenk ist ein Scharniergelenk. Die Bewegung wird durch die Kapsel und die Bänder gesichert. Verletzungen der Sprunggelenke zählen zu den häufigsten Verletzungen im Sport überhaupt und treten dabei meist in Kombination mit Verletzungen an Knochen, Knorpeln, Bändern und Kapseln auf.

Behandlung: Frakturen müssen so rasch wie möglich behandelt werden. Das Gelenk wird rekonstruiert und durch Platten und Schrauben übungs- und belastungsstabil fixiert. Moderne Schienen ersetzen dabei den Gips. Die Bewegungstherapie des verletzten Gelenks sollte möglichst früh einsetzen. Kapsel-Band-Verletzungen werden je nach Diagnose konservativ mit Schienen, Medikamenten und Bewegungstherapie oder chirurgisch behandelt. Die Heilungszeit beträgt etwa vier bis sechs Wochen, die Sportrehabilitation, die schon sehr früh beginnen sollte, zwei Monate. Bei Verletzung des Außenbandapparates am oberen Sprunggelenk kann eine Instabilität zurückbleiben, die so genannte chronische laterale Sprunggelenksinstabilität. Die Rekonstruktion der Außenbänder wird als Bandplastik durchgeführt und verbessert Beweglichkeit und Mechanik des Sprunggelenks. Damit wird einer drohenden Arthrose des Sprunggelenks vorgebeugt. Für alle Methoden gilt es, die Funktion bereits früh in die Behandlung mit einzubeziehen.

Tibialis-anterior-Sehne

Diese Sehne bewegt den Fuß im Sprunggelenk nach oben. Meist führen Überbelastung oder äußere Druckeinwirkung zur Entzündung, beispielsweise durch zu eng geschnürte Schuhe. Diese Beschwerden treten vorwiegend bei Läufern, Eishockey-, Hand- und Basketballspielern auf.

Behandlung: Als Erste-Hilfe-Maßnahme empfiehlt es sich, den Fuß ruhigzustellen und die schmerzende Stelle mit Eis zu kühlen. Der Arzt wird eventuell eine Schiene und entzündungshemmende Medikamente verordnen.

Tibialis-posterior-Insuffizienz

Bei einer Tibialis-posterior-Insuffizienz treten die Schwellung und der Schmerz hinter dem Innenknöchel auf. Diese Erkrankung kann als Folge degenerativer Veränderungen oder einer Sport- bzw. Unfallverletzung auftreten. Bei Insuffizienz oder Defekt der Sehne kann der Fuß nicht mehr oder nur noch schlecht gegen Widerstand einwärts gedreht werden. In der Folge bricht das Fußlängsgewölbe ein, was zu weiteren Folgen aus der Fehlbelastung führt. Die Sehne reißt sehr häufig im Bereich des Innenknöchels. Von dieser degenerativen Form sind vor allem Frauen über 40 Jahren betroffen. Sportler verletzten sich beim Basketball, Tennis oder Tanzen.

Der Tibialis posterior ist der wichtigste Muskel für die Einwärtsdrehung und die Statik des Fußes. Er entspringt an der Rückseite des Unterschenkels und verläuft am Innenknöchel vorbei zum inneren Rückfuß, wo er fächerförmig ansetzt.

Behandlung: Im Anfangsstadium helfen ein orthopädisches Fußbett, Physiotherapie und/oder entzündungshemmende Medikamente. Es kann aber auch eine Operation notwendig werden, bei der die Sehne rekonstruiert und das Längsgewölbe wiederhergestellt wird.

Überpronation

Die Pronation ist das natürliche Einknicken des Fußes nach innen bei jedem Laufschritt. Während ein leichtes Einknicken normal ist, spricht man von Überpronation, wenn der Fuß übermäßig nach innen einknickt. Dabei werden die Gelenke, Sehnen und Bänder im Fuß stark belastet. Als Folge treten in der Regel Ermüdung und verschiedene Verletzungen auf.

Behandlung: Einlagen gleichen dieses Fehlverhalten aus und schützen so vor einer verstärkten Abnutzung der Gelenke. Es ist angebracht, hier für einen Ausgleich zu sorgen, um der Fixierung dieser Deformität vorzubeugen. Schuhe und Einlagen, die auf der Innenseite besonders stützen, sind das Mittel der Wahl.

Warzen

- Warzen zählen zu den gutartigen Hautveränderungen und sind meist harmlos. Sie können durch verschiedene Viren, Fremdkörper oder Druck von außen entstehen.
- Viruswarzen: Ist der Erreger in die Haut eingedrungen, dauert es zwischen vier Wochen und acht Monaten, bis sich die Warzen auf der Haut bilden. Solche Viruswarzen erkennt man am dicken Hornhautwall mit vielen schwarzen oder roten Punkten. Die Erreger werden durch Barfußgehen in Saunen, Schwimmbädern, Turnhallen oder Umkleidekabinen übertragen.
- Warzen können sich auch durch Druck entwickeln. Dornwarzen entstehen an den Fußsohlen und können ziemlich weh tun. Durch den äußeren Druck wachsen sie nicht nach außen, sondern wie ein Dorn in die Sohle hinein und verursachen beim Gehen stechende Schmerzen.

! **Gerade die Dornwarzen und die »Warzen« zwischen den Zehen sind der Alptraum vieler Patienten – weil sie Frauen davon abhalten, ihre schönen schmalen Schuhe schmerzfrei zu tragen. Meist haben diese Warzen ihre Ursache in den Deformitäten der Fußgewölbe oder der Zehen.**

Behandlung: Oft lässt sich das Problem zur Verblüffung aller mit gut gestalteten Einlagen heilen, die den betreffenden Fuß entlasten. Manchmal hilft auch eine kleine Korrektur am verursachenden Zeh, um eine Warze im Zehenzwischenraum auf Dauer zu beseitigen.

Verrenkung

Eine Verrenkung liegt vor, wenn zwei Knochenenden, die durch ein Gelenk miteinander verbunden sind, durch Gewalteinwirkung verschoben werden. Die normale Stellung der Gelenkflächen ist gestört, der Kapsel-Band-Apparat gedehnt.

Behandlung: Bei einer solch schweren Veränderung muss das Gelenk sofort für eine gewisse Zeit ruhig gestellt werden. Nach Heilung folgt meist eine intensive Physiotherapie, um Schrumpfungen der Gelenkkapsel zu vermeiden.

Verstauchung

Verstauchung bedeutet immer, dass der normale Belastungsrahmen eines Gelenkes oder eines Knochens überschritten wurde. Der Fuß wird beispielsweise beim heftigen Aufkommen auf unebenem Boden gestaucht und oft gleichzeitig verdreht. Verstauchungen zählen zu den häufigsten Sportverletzungen des gesamten Fußes. Dabei kommt es oft auch zu einer Zerrung des Kapsel-Band-Apparates mit Einrissen im Gewebe. Die Folge davon sind Schwellungen bis hin zu den lang dauernden Knochenödemen (sehr gefährdet ist hier das Sprungbein), Blut- und Gelenkergüssen. Die Bänder werden zusätzlich überdehnt, in schlimmeren Fällen können sie reißen.

Behandlung: Als Erste-Hilfe-Maßnahme helfen Kälteanwendungen durch kühlende Umschläge oder Kältesprays und Schonung. Nach ärztlicher Untersuchung folgen in der Regel eine Therapie mit Stützverbänden, die das Gelenk stabilisieren, aber nicht blockieren, oder in schweren Fällen auch eine Ruhigstellung in fixierenden Verbänden.

Zerrung

Die Zerrung ist eine typische Verletzung, die bei Ballsportarten auftritt und häufig unterschätzt wird. Meist kommt sie im Muskelbereich vor, aber auch die Sehnen sind anfällig. Der Zerrung geht meist ein ungenügendes Aufwärmen oder eine Übermüdung der Muskulatur voraus, die dann im Mikrobereich, das heißt der Faser, einreißt.

Behandlung: Der Verletzte muss die Zerrung mit einer Sportpause ausheilen, die etwa zehn Tage dauern sollte. Kälteanwendungen und Massagen fördern die Heilung. Leichtes Training ist erlaubt, sobald keine Schmerzen mehr auftreten. Im Fußbereich sollte nach einer Verletzung auch der Sportschuh einer Analyse unterzogen werden, weil hier oft die Ursache für diese Verletzung gefunden werden kann.

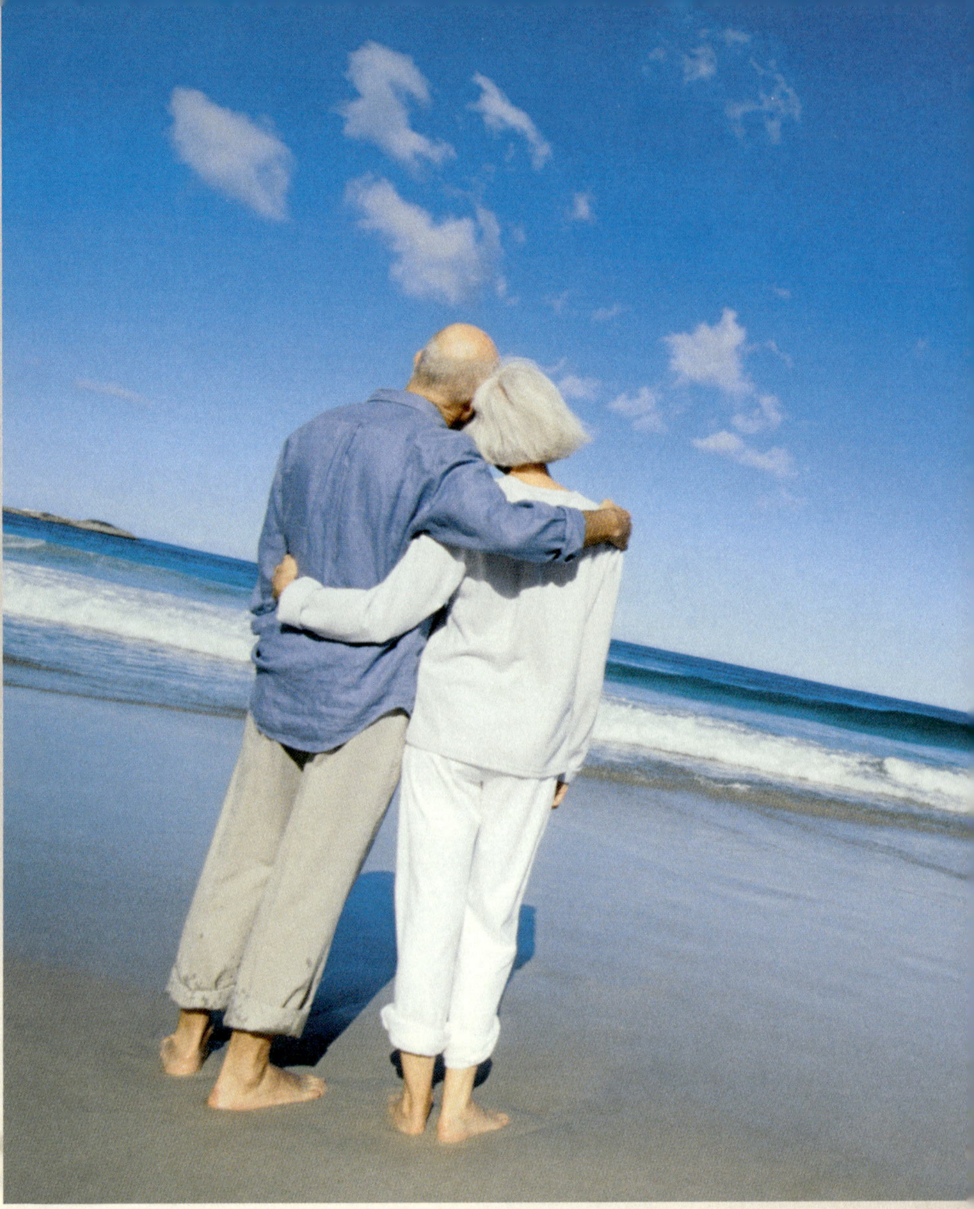

Fuß spezial

Altersbedingte Abnutzungserscheinungen oder die Folgen einer Zuckerkrankheit können schlimme Fußbeschwerden verursachen. Vorbeugung und orthopädische Hilfsmittel sind wichtig bei chronischen Problemen mit den Füßen.

Die Menschen werden immer älter, im Jahr 2030 werden mehr als 30 Prozent der Bevölkerung über 65 Jahre alt sein. Nicht nur Sportler möchten auch im Alter aktiv bleiben, aber bereits jenseits der 40 Jahre macht sich der Fuß bemerkbar. Der Alterungsprozess verändert den Stütz- und Bewegungsapparat und wirkt sich auch auf die Funktionsfähigkeit der Füße aus.

Arthrose und der alternde Fuß

Eine Grundlage für unsere Beweglichkeit sind die Gelenke. Die Ähnlichkeiten zu technischen Verbindungen geben ihnen Namen wie Scharniergelenk (Sprunggelenk), Kugelgelenk (Hüfte), Sattel-, Ei-, Zapfen- oder Radgelenk. Die Gelenkflächen sind mit einer Knorpelschicht überzogen, um die Reibung zu vermindern. Zusätzlich werden sie durch eine gelartige Flüssigkeit geschmiert. Eine Kapsel umschließt das Gelenk, das durch die Bänder wiederum stabilisiert wird. Die Bänder verhindern, dass die am Gelenk beteiligten Knochen durch den Muskelzug fortgezogen werden und die Gelenkflächen sich gegeneinander verschieben.

Der Gelenkknorpel baut ab

Der Knorpel verliert dabei allmählich seine Elastizität. Er wird spröde, splittert und wird schließlich zerstört. Die Knorpelüberzüge gehen durch Abnutzung oder durch eine Erkrankung (z.B. Rheuma) verloren; es kommt zu Belastungs- und Bewegungsschmerzen. Eine solche Schädigung verursacht eine starke Reibung, der Knochen gerät in Mitleidenschaft, das Vollbild nennt man Arthrose. Alter, Geschlecht und genetische Anlagen spielen eine Rolle bei der Veränderung der Gelenke. Mehr als 80 Prozent der über 75-Jährigen leiden unter Arthrose, vor dem 45. Lebensjahr sind mehr Männer, ab dem 55. Lebensjahr mehr Frauen davon betroffen. Meist führen degenerative Veränderungen aufgrund einer Schwäche des Stütz- und Bindegewebes zu einer Arthrose der Gelenke. Stoffwechselerkrankungen wirken sich ebenso ungünstig aus wie Verletzungen durch Unfälle und im Sport. Es lohnt sich auf jeden Fall, schon die kleinsten Zeichen einer Veränderung zu beachten.

Im Alter baut der Gelenkknorpel mehr und mehr ab. Ein moderates Bewegungsprogramm ist deshalb zur Vorbeugung besonders wichtig.

Sportliches Training erhält beweglich

Sportliche Aktivität wirkt dem altersbedingten Abbau von Muskelmasse entgegen. Eine trainierte Muskulatur ist der beste Gelenkschutz. Bei Senioren, die an Arthrose leiden, zeigt regelmäßige und maßvolle sportliche Betätigung positive Wirkung. Gelenke müssen belastet werden, um in Funktion zu bleiben. Eine Schonhaltung würde Gelenke nur steif werden lassen. Regelmäßiges Training fördert auch die bessere Versorgung des Knorpels mit Nährstoffen und verhindert die Ablagerung von Fettdepots auf den Gleitflächen der Gelenke.

Die Belastung durch den Sport muss so dosiert sein, dass die das Gelenk umspannende Muskulatur gekräftigt, aber nicht überstrapaziert wird. Für ältere Menschen mit Arthrose eignen sich besonders Sportarten wie Schwimmen, Aqua Jogging, Radfahren, Wandern, Walken, Skilanglauf und Gymnastik. Ob Golf oder Laufen zu empfehlen ist, hängt vom Grad der Arthrose und vom sonstigen Gesundheitszustand des Stütz- und Bewegungsapparates ab. Nicht geeignet sind Sportarten wie Fußball, Tennis, Squash oder Bergwandern.

Da die Fußgelenke zu den eher kleinen Gelenken des Körpers gehören, kann es gerade in diesem Bereich zu ersten Anzeichen einer Arthrose kommen. Die heutige Fußchirurgie kann eine Reihe von Hilfen anbieten, selbst wenn die Arthrose bereits weit fortgeschritten ist.

! Bei Arthrose sollte der Patient im Gespräch mit seinem Arzt klären, welche Sportart für ihn optimal ist. Gleichmäßige Bewegung wie beim Schwimmen ist extremen Bewegungen wie etwa beim Squash vorzuziehen.

Im Fokus: der diabetische Fuß

Die Zahl der Blutzuckerkranken steigt ständig an. Und Menschen, die an Diabetes mellitus leiden, müssen auf lange Sicht, nach etwa zehn Jahren, mit Folgeschäden rechnen – auch an den Füßen. Störungen des Stoffwechsels, mangelnde Durchblutung und ein zu hoher Blutzuckerspiegel schädigen Nerven und Blutgefäße des Körpers. Besonders an den sehr kleinen Gefäßen der Zehen und des Fußes beginnt die Verengung schon früh. Deshalb ist der diabetische Fuß ist eine häufige Folgeerkrankung, die von schlechter Wundheilung und speziellen Fußbeschwerden gekennzeichnet ist.

Spätfolgen der Zuckerkrankheit

Der Begriff »diabetischer Fuß« ist ein Sammelbegriff für Symptome im Fußbereich bedingt durch die chronische diabetische Gefäßerkrankung (Angiopathie), Nervenerkrankung (Neuropathie) sowie Abwehrschwäche.

- Der so genannte neuropathisch-infizierte Fuß macht etwa 70 Prozent der Fälle aus. Hier sind die peripheren Nerven wegen einer jahrelangen Mangelversorgung geschädigt. Deshalb hat der betroffene Patient kein oder nur ein unzureichendes Gefühl im Bereich der Füße. Druckstellen oder sich daraus entwickelnde Hautnekrosen spürt er erst spät oder gar nicht – es kommt schnell zu einer geschwürigen Entzündung.
- Der ischämisch-gangränöse Fuß entsteht infolge einer arteriellen Durchblutungsstörung in den Endzonen des Fußes, die ein Absterben ganzer Gewebebezirke hervorrufen kann. Dieses Krankheitsbild tritt bei 20 bis 30 Prozent der Fälle auf.
- Mischformen sind möglich.

Typische Komplikationen beim diabetischen Fuß sind: Sensibilitätsstörungen, das diabetische Ulkus, Weichteilinfekte und Knocheninfekte bis hin zur Osteomyelitis (Knochenmarksentzündung).

Symptome beim neuropathischen Fuß

Bevor offene Geschwüre am Fuß entstehen, lässt sich ein neuropathischer Fuß an typischen Warnzeichen erkennen. Die Haut am Fuß, die normalerweise leicht feucht und geschmeidig ist, erscheint hier außergewöhnlich trocken. Hinzu kommen starke Schwielen an Druckstellen. Am schlimmsten ist jedoch die Gefühllosigkeit: Verletzungen werden oft nicht bemerkt, sogar offene tiefe Geschwüre schmerzen nicht. Bei der motorischen Neuropathie verändern sich auch die Muskeln im Fußbereich: Sie bilden sich zurück und können sogar völlig verkümmern. Man nennt diesen Vorgang Atrophie. Die Atrophie zieht eine Verformung oder Deformierung des Fußes nach sich, es bilden sich beispielsweise Schwielen, Hammerzehen, Krallenzehen oder ein Hallux valgus.

Bei der autonomen Neuropathie sind die Füße trocken und rissig, weil die Schweißproduktion der Haut durch Mangelversorgung gestört ist. Trockene Haut reißt schneller ein. Diese Hautrisse bieten ideale Lebensbedingungen für Bakterien und Pilze, schwere Infektionen sind vorprogrammiert. Unter den Hornhautschwielen sammelt sich Flüssigkeit an, die mit den in den Hautrissen angesiedelten Bakterien infiziert ist. Auf diese Weise können sich unter den Schwielen Geschwüre bilden, das bedeutet, dass sich die Infektion bereits bei ihrer Entstehung in tieferen Gewebsschichten befindet. So entwickelt sich ein Geschwür, das oberflächlich klein aussieht, aber über die Risskanäle und geteilte Hornhautschichten oft bis zu den Sehnen oder Knochen reicht. In weit fortgeschrittenen Fällen kann dieses Geschwür, einem Kanal ähnlich, von der Fußsohle bis zum Fußrücken reichen – der Fußspezialist spricht hier von einem »Mal perforans«. Hier ist dringend chirurgische Hilfe gefordert, weil sonst die Amputation droht.

Symptome beim ischämisch-gangränösen Fuß

Im Gegensatz zum neuropathischen Fuß ist ein ischämisch-gangränöser Fuß äußerst schmerzhaft. Wird ein Diabetes mellitus, wie so oft, erst spät festgestellt, so besteht meistens schon eine periphere Durchblutungsstörung. Typische Kennzeichen: Die Füße sind blass, bläulich verfärbt und kalt. Diese Durchblutungsdefizite sind äußerst schmerzhaft. Füße und Beine schmerzen bei geringen Belastungen, in fortgeschrittenen Stadien auch in Ruhe. All diese Beschreibungen schildern das fortgeschrittene Stadium. Wie bei anderen Erkrankungen auch lohnt es sich deshalb besonders, ein Hauptaugenmerk auf Früherkennung und Vorsorge zu legen.

! Ischämisch-gangränöse Füße finden sich häufig auch bei Rauchern und bei Menschen, die an einer Herzerkrankung oder an Bluthochdruck leiden.

Pflege und Behandlung diabetischer Füße

Diabetiker sollten ihre Füße täglich auf Risse, Druckstellen, Blasen, Rötungen oder Hühneraugen kontrollieren; dabei auch die Fußsohle nicht vergessen, die mit Hilfe eines Spiegels gut untersucht werden kann. Suchen Sie selbst bei kleinen Verletzungen sofort den Arzt auf. Wer abwartet, geht ein hohes Risiko ein. Falls eine Wunde am Fuß schlecht heilt, muss dieser Fuß völlig entlastet werden. Dafür werden spezielle Teil-Entlastungsschuhe eingesetzt, die das Geschwür am Fuß von Belastung freihalten. Die fachgerechte Wundpflege, die optimale Einstellung des Blutzuckerspiegels, eine Antibiotikatherapie und die Versorgung mit orthopädischen Schuhen sind unabdingbar zur Behandlung des diabetischen Fußes. Wegen des fehlenden Gefühls in den Füßen müssen Diabetiker bequeme Schuhe tragen, die keine Druckstellen verursachen. Außerdem sollten Diabetiker nicht barfuß laufen, weil es dann leicht zu Verletzungen kommen kann.

Diabetiker müssen wegen der erhöhten Empfindlichkeit ihrer Füße ganz besonders auf Hygiene achten. Sie sollten täglich frische Socken mit einem hohen Baumwollanteil tragen.

Auch kleinste Verletzungen vermeiden

Besonders wichtig ist die Fußpflege. Diabetiker sollten keine Schere, sondern eine Nagelfeile verwenden. Die Ecken der Nägel sollten rund gefeilt werden, damit sie nicht in die benachbarten Zehen drücken oder einwachsen. Hornhaut lässt man am besten regelmäßig in der Fußpflege abtragen. Zwischendurch tut es auch ein kleiner Bimsstein. Auf keinen Fall dürfen die Füße mit Rasierklingen oder Hornhautraspeln bearbeitet werden.

Vor einem Fußbad oder Bad sollten Diabetiker die Temperatur mit einem Thermometer prüfen, da die Füße große Hitze oder Kälte nicht spüren. Zum Waschen eignet sich eine milde, rückfettende Seife am besten. Danach sollten die Füße vorsichtig abgetrocknet und mit einer fetthaltigen Creme eingerieben werden, damit die Haut nicht einreißt. Die Zwischenräume der Zehen lassen Sie dabei aus, um Fußpilz zu vermeiden. Fußgymnastische Übungen fördern die Durchblutung, außerdem müssen Füße auf neue Druckstellen untersucht werden.

So kann der Chirurg helfen

Die durch Fehlstellungen und Muskelverkümmerung entstandenen Hammer- und Ballenzehen (Hallux valgus, siehe auch Seite 48f.) können und müssen durch eine Operation behoben werden. So kann einer Infektion vorgebeugt werden, die sich leicht unter den Druckstellen bzw. unter der Hornhaut bildet. Eine zusätzliche Möglichkeit, die Durchblutung zu verbessern, stellt ein gefäßchirurgischer Eingriff dar. Entscheidend ist für die an Diabetes leidenden Menschen die Einsicht, dass diese Erkrankung nur in der ständigen vertrauensvollen Zusammenarbeit von Patienten, Ärzten und Fußpflegespezialisten so kontrolliert werden kann, dass keine dieser beschriebenen Komplikationen auftritt.

Bequem laufen mit unsichtbaren Hilfen

Nicht alle Probleme rund um den Fuß müssen operiert werden, vor allem dann nicht, wenn ihnen frühzeitig Aufmerksamkeit geschenkt wird. Veränderungen der Struktur des Fußes lassen sich gerade in der frühkindlichen Phase und selbst noch beim Jugendlichen mit wirksamen konservativen Maßnahmen deutlich verbessern. Auch die kleinen Probleme des erwachsenen Fußes, wie leichtes Absinken der Fußgewölbe, sind durch individuell geplante und angefertigte Hilfsmittel zu lindern. In Zusammenarbeit mit erfahrenen Orthopädiemechanikern werden immer wieder neue, noch bequemere Hilfsmittel entwickelt, die ganz auffällig die Beschwerden beseitigen. Bei der orthopädischen Schuhzurichtung ist eins zu beachten: Es kann nur der Status Quo erhalten werden, eine Ausheilung ist nicht möglich. Der Reihe nach möchte ich Ihnen einen Überblick über die heutigen Möglichkeiten geben.

Der Abdruck – Abbild der Erkrankung

Die Älteren unter Ihnen werden sich noch gut an die Gipsorgien erinnern, die früher notwendig waren, um einen Abdruck des Fußes zu erhalten. Heute hat auch hier die moderne Technik Einzug gehalten. Dem Fußspezialisten stehen dabei im Wesentlichen zwei Werkzeuge zur Verfügung:

1. Trittschaum: Der Patient tritt ganz einfach in eine Doppelbox mit weichem Polyurethanschaum.
2. Computerpedographie: Dabei werden Belastungsdaten aus dem Schuh in ein Belastungsprofil umgerechnet.

Dem Fußspezialisten geben die Abdrücke des Fußes im Trittschaum eine Fülle von Informationen. So lassen sich viele Punkte maximaler Belastung – meist unter den Mittelfußköpfchen – erkennen. Man kann das Ausmaß eines Senk- oder Spreizfußes ermitteln und die Neigung eines Knickfußes schon mit bloßem Auge gut abschätzen. Von Bedeutung ist die Tiefe des Abdrucks, den die Ferse hinterlässt; daraus kann man einen eventuell vorhandenen »negativen Absatz« errechnen, der unbedingt bei der Anfertigung der Einlage oder Orthese korrigiert werden muss. Auch eine komplexe Vorfußdeformität lässt sich beurteilen. Bei dieser ersten Inspektion wird der Fußspezialist die Form und das Material der Einlage festlegen.

Sobald der Fußabdruck in der orthopädischen Werkstatt eintrifft, wird er mit einer Gipsmasse ausgefüllt. Wenn diese getrocknet ist, hat der Orthopädiemechaniker einen Positivabdruck des Patientenfußes in Originalgröße und kann die vom Arzt verordneten Einlagen oder Schuhzurichtungen anfertigen.

Orthopädische Hilfsmittel im Überblick

Alle im Folgenden genannten Hilfsmittel können Ihrem Fuß die notwendige Unterstützung geben und dazu beitragen, die kleinen, aber zum Teil lästigen Beschwerden ohne chirurgischen Eingriff zu lindern. Vertrauen Sie sich Ihrem Arzt oder dem Fußspezialisten an, damit Sie gemeinsam die beste und erfolgreichste Art der Einlage oder der Schuhzurichtung finden.

Einlagen

Einlagen bilden die erste Verteidigungslinie. Sie sollen einen vorgeschädigten Fuß entlasten und von Schmerzen befreien. Nur allzu oft wurden dafür aber Materialien aus der Vorkriegszeit verwendet, die den Patienten das Gefühl gaben, auf einem Stein zu laufen – mit der Konsequenz, das mancher die Einlagen in die Ecke geworfen hat. Auch hier haben sich der Komfortgedanke und die Wünsche der Patienten durchgesetzt.
Die individuell geplanten Einlagen werden heute meist aus dem Material Plexidur gebaut. Dieser Kunststoff ist sehr leicht, sehr gut formbar und von jeweils definierter Flexibilität und Federungseigenschaft, etwa zur Unterstützung des Längsgewölbes. Der Quergewölbeaufbau wird heutzutage mit einer Polyurethanschaum-Pelotte geformt, die auch abweichend von der tropfen-

So setzen Sie Einlagen richtig ein

Wenn Sie neue Einlagen erhalten, dann sollten Sie diese zunächst nur einige Stunden am Tag tragen und diese Zeit ganz langsam steigern. Ihr Körper muss sich erst an diese neuen Hilfsmittel gewöhnen. Wenn Sie die Einlagen zu lange tragen, kann es zu Schmerzen und Beschwerden in den Beinen kommen, die bis ins Becken und in die Wirbelsäule ausstrahlen können, weil Ihr Körper nicht an diese neue Art des Gehens gewöhnt ist. Und: Einlagen, auch aus den neuen Materialien, können bei ständigem Gebrauch brechen. Dies werden Sie vielleicht nicht gleich merken, aber die Rückkehr der Senkfußschwielen auf Ihren Fußsohlen ist ein sicheres Zeichen, dass die Einlagen nicht mehr funktionieren. Selbstverständlich wird Ihr Arzt neue Abdrücke von Ihren Füßen abnehmen und Ihnen entsprechende Einlagen verordnen, damit Sie immer gut zu Fuß sind.

förmigen Standardform gestaltet werden kann. Sie genügt höchsten Komfortansprüchen des Patienten, ebenso wie das Deckmaterial, das heutzutage als weiches Lochleder oder Wildleder aufgebracht wird. Diese Einlagen gibt es heute in extrem schmaler Ausführung. Man kann sie sogar in Stilettos tragen.

Im Schuh fixierte Einlagen

Eine Spezialform der Fußunterstützung im Schuh stellen die in den Schuh direkt eingebauten Längs- und Quergewölbe dar. Sie entsprechen im Prinzip fest eingebauten Einlagen mit dem Vorteil, dass der Patient nie vergessen kann, seine Einlagen auch zu benutzen. Waren früher für diese Art der Schuhzurichtung noch »Gesundheitsschuhe« notwendig, können diese Fußunterstützungen heute mit den neuen Materialien und Techniken in beinahe jeden Schuh eingegossen werden, egal ob schmal, spitz oder hoch. Damit ist auch der fraulichen Eitelkeit genüge getan, vor allem wenn frau ihre hohen Schuhe ohne Schuldgefühl tragen kann.

Bei manchen Fußproblemen muss man auf die vorgenannten Materialien verzichten. Die vom Arzt gesetzten Vorgaben können nur unter Verwendung spezieller Materialien erfüllt werden. Dies können Kork oder weiche bis mittelharte, sogar harte Polyurethanschäume sein.

Eigentlich war die Entwicklung dieser Art von »Einlagen« ein Nebenprodukt aus der Nachbehandlung von Turniertänzerinnen, die sich bei mir aufgrund schwerer, auch durch den Sport verursachter Fußdeformitäten einer Operation an den Füßen unterzogen hatten. Nach der Rehabilitation wollten sie wieder in das Turniergeschehen eingreifen. Zusammen mit unseren Orthopädiemechanikern und erfahrenen Orthopädieschuhmachern haben wir für die extrem schmalen und hohen Turnierschuhe diese eingegossenen Einlagen entwickelt, die noch dazu wenig auffallen durften. Nachdem diese Sportlerinnen damit sehr zufrieden waren, lag der Schluss nahe, diese Form der Fußunterstützung auch der restlichen Damenwelt zukommen zu lassen.

Funktionelle Verbände

Sie unterstützen instabile Gelenke und können durch orthopädische Hilfsmittel stabilisiert werden. Mit Tapes und Bandagen lässt sich eine gezielte funktionelle Stabilität bei der Bewegung erzielen. Die feste Hülle bietet zudem einen gewissen Schutz. Innenschuh-Orthesen bestehen aus gepolsterten Kunststoffschienen mit Klettverschlüssen. Sie stabilisieren das Sprunggelenk im Schuh (z.B. bei Basketball- oder Volleyballspielern). Bandagen wirken wie ein leichter Kompressionsverband und sind wegen der Einfachheit des Tragens sehr beliebt. Der Tapeverband lässt sich individuell anlegen, kann aber nicht wieder verwendet werden. Er ist der funktionelle Verband schlechthin, denn er stabilisiert, ohne dabei die Beweglichkeit allzu sehr einzuschränken. Deshalb greifen Hochleistungssportler wie beispielsweise Fußballer gerne darauf zurück.

Fußspezialisten empfehlen besonders Sportlern heutzutage mittelharte PRYX – Einlagen, die neben der geforderten Festigkeit und Stütze auch hohen Komfort bieten.

Verschiedene orthopädische Hilfsmittel

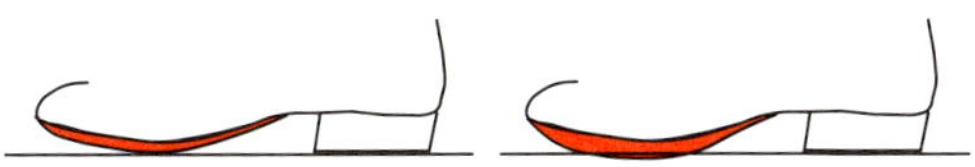

Abrollsohle

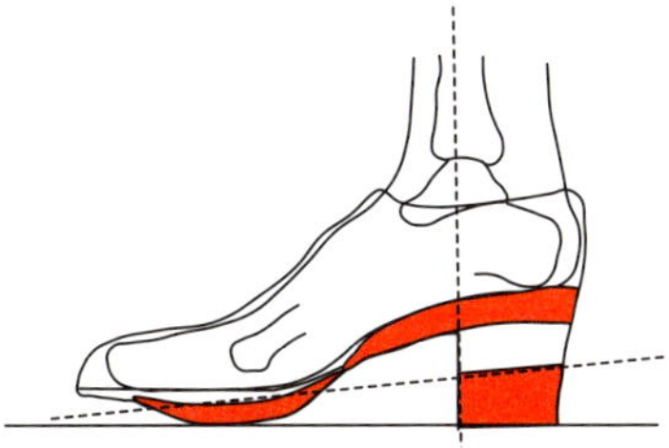

Absatzerhöhung, Sohlenerhöhung, Beinverkürzungsausgleich

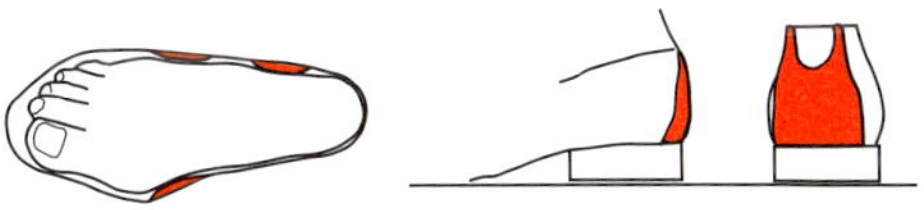

Entlastungspolster

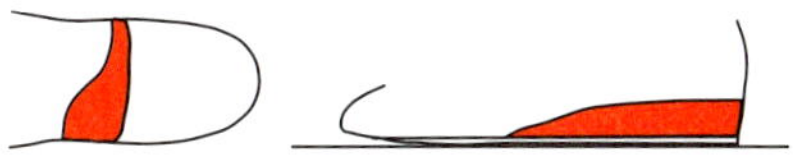

Flügelabsatz, Keilabsatz

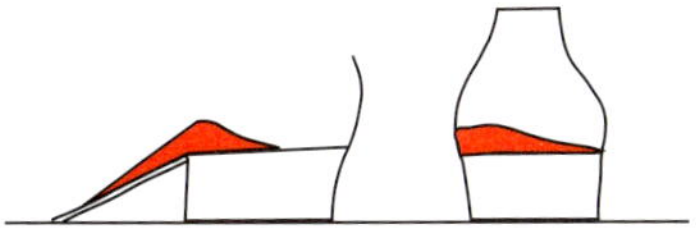

Gewölbestütze

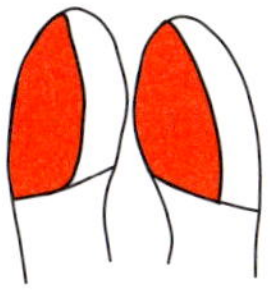

Schuhaußen- oder Innenranderhöhung

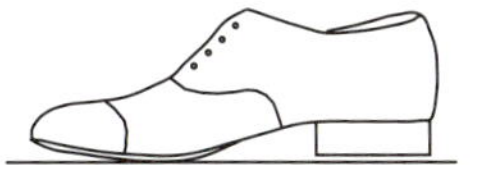

Oberlederveränderung

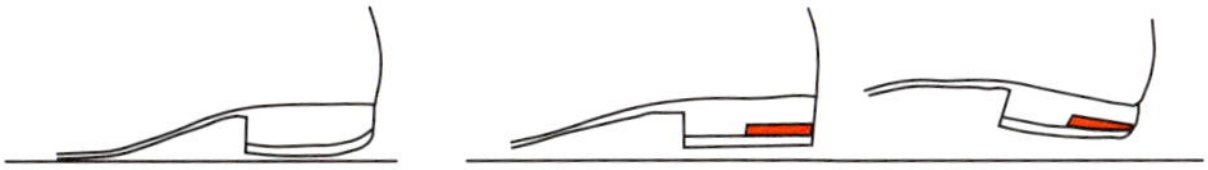

Roll- und Pufferabsatz

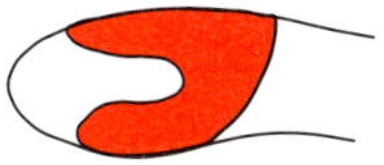

Schmetterlingsrolle

Geschichten aus meiner Fußsprechstunde

Während meiner Tätigkeit als Vereinsarzt eines Fußballvereins habe ich aus meiner Erfahrung mit meinen Patienten und als früherer Leistungssportler begonnen, den Füßen der Spieler mehr Aufmerksamkeit zu schenken. Von der Fußpflege habe ich schon erzählt. Noch größer war das Erstaunen, als fast jeder Spieler wegen seiner mehr oder weniger deformierten Füße individuelle Einlagen für die Fußballschuhe angepasst bekam. Zunächst war die Gewöhnungsphase schwierig;, einige – leider nicht alle – haben aber nie wieder ohne ihre Einlagen gespielt.

Schmetterlingsrollen

Sie sorgen für sanftes Abrollen. Eine in der Sohle eingebaute, doppelseitig erhöhte Querbrücke – Schmetterlingsrolle genannt – erleichtert das Abrollen beim Gehen. Diese eingebaute kleine Rolle entlastet die Mittelfußköpfchen und verändert dadurch die Schritt- und Standfläche.

Schuherhöhungen

Der Arzt sieht eine Beindifferenz in der Regel bereits durch bloßen Anblick. Die Vermessung der Beinlängen zeigt dann, wie groß der Unterschied ist und wie man ihn am besten ausgleicht.

Sie werden notwendig, wenn Beine ungleich lang sind. Rückenprobleme und Schmerzen in der Wadenmuskulatur haben oft eine einfache Ursache: Die Beine sind unterschiedlich lang. Der schiefe Gang führt zur ungleichen Belastung der Gelenke und Wirbel. Die Differenz liegt meistens bei 0,5 bis 1,5 Zentimetern. Der Schuhmacher korrigiert dieses Problem, indem er nach den Angaben des Arztes in der Größenordnung von 75 Prozent der Beinlängendifferenz den Schuh an Sohle erhöht. Bei Differenzen über 5 Zentimeter werden in entsprechenden Schuhen Innenerhöhungen vorgenommen.

Pufferabsätze

Diese wirken wie Stoßdämpfer im Schuh. Bei Sprunggelenks-, Fersen- oder Achillessehnen-Problemen eignen sie sich oft als stoßdämpfende Maßnahmen, die im Schuh eingebaut werden. Hier bieten sich Silikon- oder gar Luftpolster an.

Stabilisierungen

Stabilisierungen gegen den Knickfuß und sonstige Randabweichungen unterstützen beim Gehen und Laufen. Wer zum Knickfuß neigt, eine Überpronation oder eine Außenrandbelastung zeigt, wird mit entsprechenden Längsgewölbeunterstützungen oder Innen- oder Außenranderhöhungen in die rechte Bahn zurückgebracht. Selbst diese einfachen Hilfsmittel können zu besserem und damit bequemem Gehen verhelfen.

Sohlenversteifungen

Sohlenversteifungen schonen die Gelenke. Bei Arthrose in Fuß- und Zehengelenken kann sich manchmal eine Versteifung des Schuhbodens positiv auswirken. Die vorhandene Sohle wird vom Schuh gelöst, mit Kunststoff versteift und wieder angebracht.

Maßschuhe

Genau angepasste Schuhe wirken gegen Schmerzen. Bei chronischen Schmerzen hilft bisweilen auch ein orthopädischer Maßschuh. Er wird über einen individuell für den Patienten angefertigten Leisten hergestellt. Die Anfertigung auf Maß ist sehr aufwendig und hat wie jedes von Hand gefertigte Einzelstück ihren Preis.

Modulationsschuhe

Modulationsschuhe oder orthopädische Serienschuhe, die verschiedene Hersteller anbieten, sind eine preiswerte Alternative zum Maßschuh. Dabei handelt es sich um Halbfabrikate, die erst mit den individuell angepassten Besonderheiten fertiggestellt werden. So können in den Schuhrohling noch ein Fußbett und verschiedene Schuhzurichtungen eingearbeitet werden. Erhältlich sind sie in der Regel im Sanitätshaus.
Spezialschuhe können für bestimmte Füße vorgefertigt werden. Zur Behandlung des kindlichen Sichel- oder Klumpfußes empfehlen sich therapeutische Kinderschuhe, die eine Drei-Punkt-Korrektur beinhalten. Für Diabetiker und Rheumatiker werden Schuhe mit speziellen Entlastungen, Versteifungen und Polstern hergestellt.

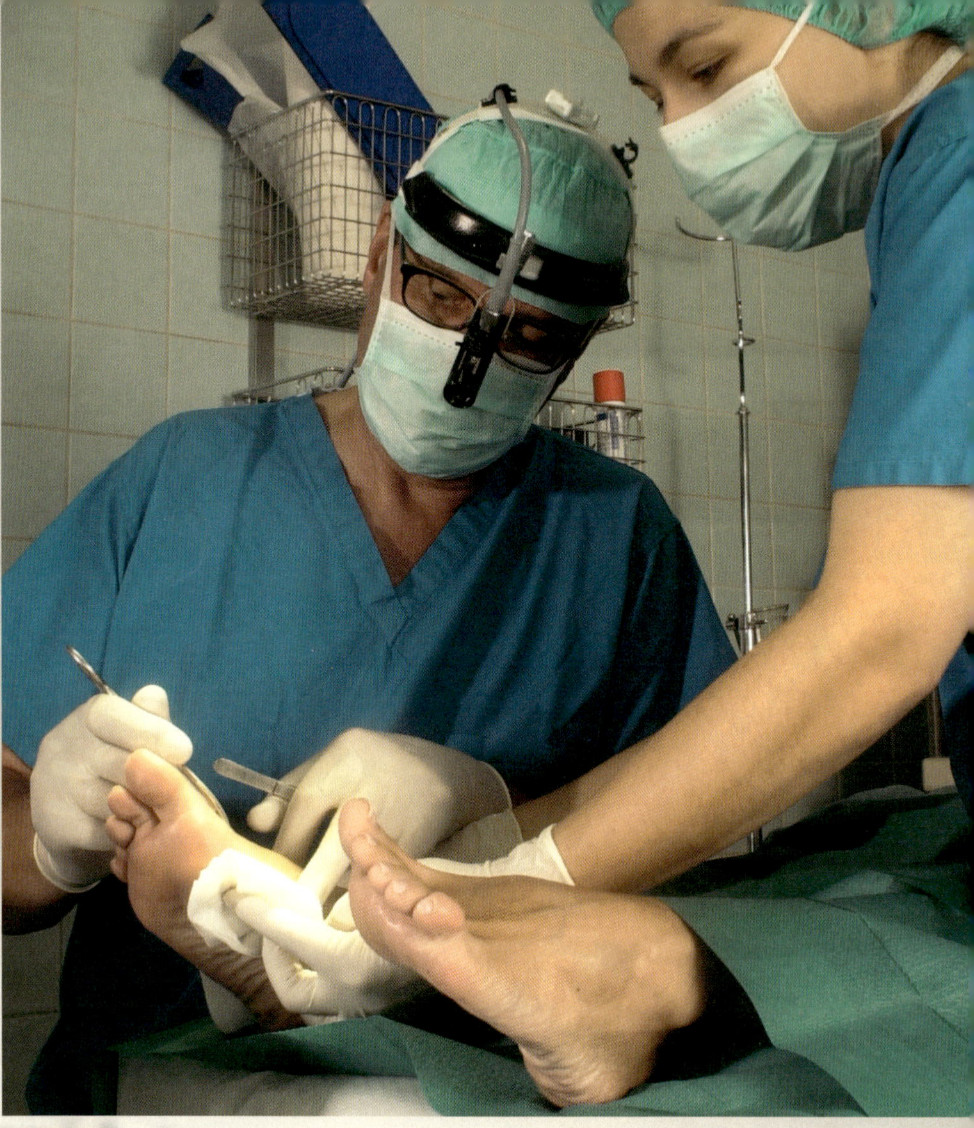

Blick in den OP

Fit zu Fuß – ein Leben lang? Einige Fußprobleme und Sportverletzungen können nicht mehr konservativ, sondern nur noch operativ behandelt werden. Die heutigen Operationsmethoden ermöglichen jedoch Behandlungen, die zur Wiederherstellung eines gesunden Fußes und zum schmerzfreien Gehen führen.

Für eine Operation ist es nie zu spät! Die meisten Frauen suchen meistens erst dann einen Arzt auf, wenn der Schmerz unerträglich und das Tragen normaler und hübscher Schuhe unmöglich geworden ist. Dieser Schmerz ist jedoch das letzte Signal. Er steht am Ende einer Veränderung im Fuß, die sich über 10 bis 15 Jahre erstreckt. Und das müsste nicht sein. Die meisten Frauen wissen nicht, dass man mit den heutigen Methoden auf sanfte Art und Weise schon sehr früh Korrekturen von Fußdeformitäten vornehmen kann.

Gesunde und schöne Füße durch spezielle Chirurgie

Die komplexe Vorfußdeformität ist die häufigste Erkrankung des Fußes, die chirurgisch behandelt werden muss. Die bisher geübten Operationsmethoden, die meist mit dem Verlust des entsprechenden Gelenkes einhergingen, schreckten alle, die unter einer Fußdeformität leiden, zurecht ab. Dennoch: Je länger die Betroffenen warten, desto schwieriger wird es, die Deformität optimal zu operieren. Weist der Fuß bereits deutliche Veränderungen auf, ist die Stellung der Gelenkanteile meist fixiert und die Abnutzung weit fortgeschritten. Trotzdem lässt sich fast jede komplexe Vorfußdeformität mit den neuen, schonenden Operationsmethoden beheben. Der erfahrene Fußchirurg wird die für seinen Patienten richtige Methode gewissenhaft auswählen. Dies ist der Vorteil der vielen unterschiedlichen Operationsmethoden, die uns zur Verfügung stehen.

Dank innovativer Techniken sind Operationen heute weitaus schonender als noch vor einigen Jahren.

Der lange Prozess der Deformation

Der Krankheitsverlauf führt über Jahre zu dramatischen Veränderungen im Fuß. Aufgrund von Veranlagung und eventueller Überlastung sinken die Mittelfußköpfchen der Reihe nach ab, es entsteht ein Senkfuß. Dies bedeutet ein komplettes Durchhängen des Quergewölbes. Die nächste Phase ist die Ausbildung eines Spreizfußes, weil durch das Absinken des Quergewölbes der Mittelfuß zusätzlich breit getreten wird. Ist auch das Längsgewölbe abgesunken, spricht man vom Plattfuß. Zuletzt bildet sich aus dem Zusammenspiel aller Veränderungen der Ballenzeh (so genannter Hallux valgus). Er entsteht durch den extremen Muskelzug im Rahmen eines Senk- und Spreizfußes, der das Gelenk aus seiner übereinstimmenden Lage von Kopf und Pfanne herausbewegt und den körperfernen Großzehenanteil nach außen zieht. Der Gelenkkopf des ersten Mittelfußknochens tritt allmählich hervor. Der Ballen ist also kein – wie häufig vermutet – Zuviel an Knochen (Überbein). Wenn die Großzehe seitlich so stark abknickt, kommen die Nachbarzehen in Platznot. Der Druck zwischen den Zehen steigt. Die Folge sind Schwielen, Unter- oder Überkreuzung der Zehen, zu guter letzt Krallen- und Hammerzehen.

Je früher ein Hallux valgus behandelt wird, desto besser das Ergebnis, weil das Grundgelenk der Großzehe noch nicht zerstört ist.

Damit ist das Vollbild einer solchen Erkrankung, die »komplexe Vorfußdeformität«, erreicht. Ein solcher Fuß passt in keinen normalen Schuh mehr. Und jeder Schritt wird zur Qual. Der so erkrankte Fuß wird sich immer weiter zum Schlechten hin verändern. Deswegen wird der auf diese Erkrankung spezialisierte Arzt zur operativen Korrektur raten, mit der ein bequemen Gehens und die Ästhetik des Fußes wieder hergestellt werden können.

Korrektur ist schon in jungen Jahren möglich

Ist die angeborene komplexe Vorfußdeformität schon in jungen Jahren erkennbar, sollte und kann sie unmittelbar nach Verschluss der Wachstumsfugen operiert werden, bei Frauen ab dem 16. und bei Männern ab dem 20. Lebensjahr. Die neuen, schonenden Operationsmethoden sind bereits im jugendlichen Alter möglich, weil keine funktionierenden Gelenke zerstört werden. Außerdem wird neben der Beseitigung einer Fehlstellung auch eine Verbesserung der Lebensqualität erreicht.

Die verschiedenen Operationsmethoden

Aus den vielen tausend Begegnungen mit schmerzgeplagten Patienten in meiner Spezialsprechstunde für Fußerkrankungen hat sich mir eines tief eingeprägt: Aufgrund schlechter eigener Erfahrungen oder durch Horrorbeispiele anderer verunsichert, haben die meisten Patienten Angst vor einer Operation. Diese Angst ist zum Teil berechtigt, denn die alten Operationsver-

fahren führten in 55 Prozent der Fälle zu schlechten Spätergebnissen, die für die Betroffenen mit großen Schmerzen und Funktionsverlusten verbunden waren. Aus diesem Grund möchte ich Ihnen in diesem Kapitel genau und verständlich die neuen, für den Patienten äußerst schonenden Operationsverfahren vorstellen.
Der auf Fußerkrankungen und ihre Behandlung spezialisierte Arzt (am besten ein orthopädischer Chirurg) wird vor der Operation eine individuelle Analyse Ihrer Fußerkrankung vornehmen und dann das für Sie geeignetste Verfahren auswählen und anwenden.

Erhalt des Zehengelenks

Allen modernen Verfahren zur Korrektur einer Fußdeformität ist eines gemeinsam: Sie gehen von einem Erhalt des fehlstehenden Zehengelenkes aus. Ist die Fußdeformität in eine schwere, gelenkzersetzende Arthrose übergegangen, ist eine gelenkerhaltende Operation nicht mehr möglich; mehr dazu lesen Sie ab Seite 88. Nach einem Gespräch mit dem Arzt Ihres Vertrauens können Sie hier vielleicht zusätzliche Informationen über das für Sie vorgesehene Operationsverfahren erhalten, die Ihnen die Angst vor dem Eingriff nehmen oder diese zumindest mildern. Alles Gute für Ihre Gesundheit!

Operationen mit Verschiebung und Umstellung des ersten Mittelfußstrahls

Die Operationsmethoden tragen die Namen der Chirurgen, die das jeweilige Verfahren entwickelt haben. Zurzeit kennt man 138 verschiedene Methoden, die zum Teil Modifikationen der wichtigsten Operationen darstellen. Fünf der heute gebräuchlichsten stelle ich Ihnen im Folgenden vor.

Die Operation nach Boesch

Das derzeit erfolgreichste und für den Patienten schonendste Verfahren ist die Knochenverschiebung und Umstellung des ersten Mittelfußknochens in drei Dimensionen nach Boesch in mikro-invasiver Operationstechnik, das heißt, der Operationszugang beträgt etwa fünf bis sieben Millimeter. Dabei können auch Längs- und Quergewölbe gleichzeitig mit aufgerichtet werden, ein wichtiger Schritt zur optimalen Funktion des Fußes. Bei der beschriebenen Operationsmethode handelt es sich um eine sehr schonende Knochenumstellung und -neuausrichtung.

Ablauf der Operation: Zunächst werden die Knochen nahe der Mittelfußköpfchen durchtrennt, dann erfolgt die Neuausrichtung der Teile in drei bis vier Schritten:

1. Verschiebung des hervorstehenden Knochenanteils (»Ballen«) zum Kleinzeh hin.
2. Dabei wird gleichzeitig der X-Winkel (»Valgus«) des Großzehen aufgehoben und der Großzeh in einer normalen und ästhetisch schönen Form aufgerichtet.
3. Die krankhafte Drehung des Großzehen kann durch eine Gegendrehung normalisiert werden.
4. Entscheidenden Anteil an der Funktionsverbesserung hat das bogenförmige Aufziehen des Längs- und Quergewölbes, das dem Fuß die verlorene Dämpfungsfunktion zurückgibt. Dies alles wird von dem Spezialisten wie in Handarbeit geformt.
5. Zum Schluss wird der neugeformte Fuß mit einem Titandraht inwendig geschient, damit die neue Fußform nicht mehr verrutschen kann.

Vorteile: Die geringe Wundgröße, das gedeckte, nicht offene Verfahren und das nur zeitweilige Verbleiben fixierender Metallstäbe sind große Vorteile für den Patienten. In 90 Prozent der Fälle können deshalb beide Füße gleichzeitig operiert werden, weil man auch mit zwei operierten Füßen sofort belasten kann.

Somit kann sich der Patient nach der Operation selbst versorgen, ist nicht auf Pflege angewiesen und kann alle täglichen Verrichtungen ohne fremde Hilfe durchführen. Was nach allen Fußoperationen grundsätzlich beachtet werden sollte, wird im Anschluss (auf Seite 98ff.) besprochen. Weitere Tipps für das Verhalten nach der OP erhalten Sie ab Seite 120.

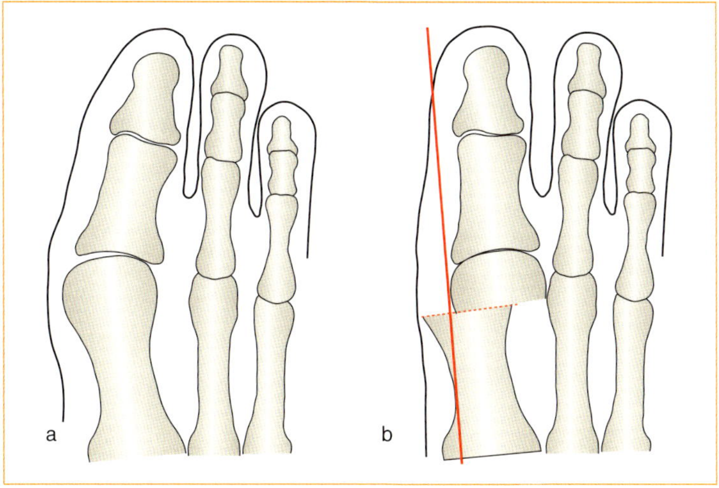

Diese von verschiedenen Zentren seit 1990 angebotene Operation ist mit einer Anzahl von ca. 12000 Eingriffen mit durchschnittlich etwa 90 Prozent guter und sehr guter Ergebnisse eine der am häufigsten ausgeführten Fußoperationen. In meiner Tätigkeit lassen sich gut drei Viertel aller Patienten mit dieser Methode behandeln und dabei auf sehr schonende Art von ihren Beschwerden befreien.

Die richtige Operationsmethode wählt der Fußspezialist nach der Diagnose. In den meisten Fällen hilft eine Operation nach Boesch.

Die Operation nach Akin

Für eine spezielle, aber häufige Variante der Großzehendeformität hat der Amerikaner O.F. Akin schon 1925 eine bahnbrechende Umstellungsoperation vorgestellt. Dabei handelt es sich um die Abweichung des Großzehengrundgliedes in eine X-Stellung, also nicht um eine komplexe Erkrankung, sondern um ein Einzelgeschehen.

Das Grundglied der Großzehe steht dabei oft so schief nach außen, das es zu einer echten Behinderung kommt, meist verbunden mit einer Abnützung im Endgelenk. Auch für diese Operation ist nur eine kleine Wundöffnung nötig, nach anfänglicher Entlastung kann der Patient bald wieder gehen.

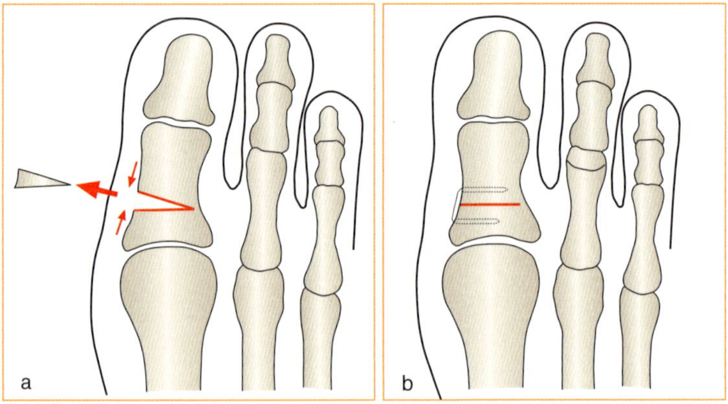

Ablauf der Operation: Bei der Korrektur dieser Erkrankung wird aus dem Grundglied ein vorher genau berechneter Knochenkeil entnommen; dann wird der Knochen in die Gerade aufgerichtet und – heute – mit einer Titanklammer fixiert.

Die Operation nach Reverdin-Laird-Green

Diese von dem Schweizer Spezialisten Jaques L. Reverdin bereits 1881 vorgestellte Operationsmethode ist nach zahlreichen Modifikationen in der heutigen Form sehr erfolgreich als Umstellungsoperation. Die für den Eingriff notwendige Wundöffnung ist allerdings verhältnismäßig groß, und dies stellt eine nicht unerhebliche Belastung für den Patienten dar.

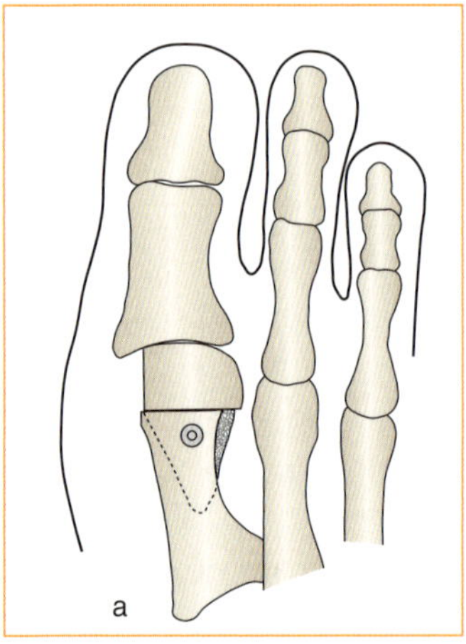

Ablauf der Operation: Die mit einer Säge ausgeführte Durchtrennung der Knochen muss äußerst exakt erfolgen, um eine gute Gangfunktion zu erreichen. Darüber hinaus wird zusätzlich ein Stück des Mittelfußkopfes ent-

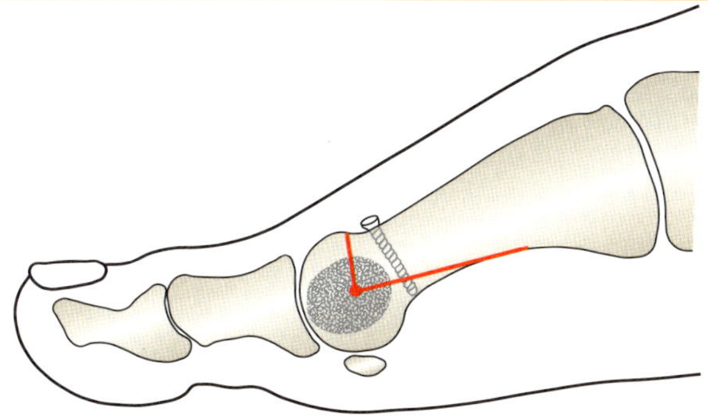
b

fernt, um auch ästhetisch ein gutes Ergebnis zu erreichen und den Druck des Ballens zu verringern. Auch bei dieser Operation liegt das Hauptaugenmerk auf der Aufrichtung und Außenverschiebung des X-förmig abgewinkelten Großzehenknochens.

Das verschobene Ende des Knochens wird mit einer Metallfixierung (Draht oder Schraube) befestigt, sodass der Fuß nach einer Zeit der Entlastung wieder funktionstüchtig ist.

Jede Operationsart hat ihre spezifischen Besonderheiten. Nur ein erfahrener Arzt kann beurteilen, welche die richtige für Sie ist.

Die Operation nach Meyer-Scarf

Der Namen dieser aufwendigen Umstellungsoperation wird Ihnen als Patient, dem eine Operation der Vorfußdeformität empfohlen wird, häufig genannt werden.

Diese Form der Mittelfußknochen-Umstellung wird von einigen Fachgesellschaften stark propagiert. Bei richtiger Indikation und in den Händen eines sehr erfahrenen Fußchirurgen ist diese Operationsmethode bei Vorfußdeformitäten mit extremen Winkelabständen im Mittelfußbereich und gleichzeitiger starker Drehung des Knochens hilfreich, weil damit auch extreme Korrekturen durchgeführt werden können.

Ablauf der Operation: Das Prinzip der Operation besteht in der Z-förmigen Längsdurchtrennung des ersten Mittelfußstrahls. Danach kann der Knochen

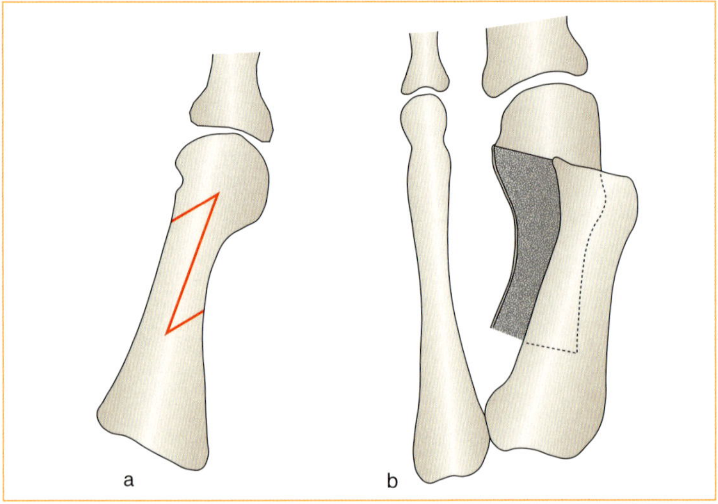

unter Seitwärtsverschiebung und Kippung nach außen so eingerichtet werden, dass der X-Winkel und die Verdrehung des Mittelfußknochens aufgehoben werden können. Der Nachteil: für diesen Eingriff ist eine große Wundöffnung nötig mit der entsprechenden Infektionsgefahr. Es kann zu Metalllockerungen der Fixierungsschrauben kommen, bei nicht exakter Durchführung der Längstrennung des Knochens kann es zu deutlich mehr Gangbeschwerden kommen, als das bei den anderen Methoden der Fall ist. Dennoch ist diese Methode im Bereich der schwierigen Fußdeformitäten für den erfahrenen Fußchirurgen unverzichtbar.

Operationen bei Arthrose im Großzehengrundgelenk

Nicht alle Fußbeschwerden können so operiert werden, dass das Gelenk erhalten bleibt. Wenn Fußdeformitäten schon lange bestehen, natürliche, erworbene oder vererbte Knorpelschäden existieren, kann das zu Zerstörungen im Großzehengrundgelenk führen. Neben oft unerträglichen Schmerzen merkt der Betroffene, wie das Gelenk allmählich versteift

(Hallux rigidus). Die Folge: Das Gelenk verliert seine Beweglichkeit immer mehr, es reibt sich buchstäblich auf. Um das Gelenk herum entsteht eine Art »Abraumhalde«, die Beweglichkeit ist dadurch noch stärker eingeschränkt.
Neben dem schmerzhaften Druck über dem Gelenk im Schuh durch diese Ablagerungen sind es die äußerst schmerzhaften, zunehmenden Bewegungseinschränkungen, welche die Betroffenen zu einem Fußspezialisten bringen.

Methoden: Nach gründlicher Diagnose wird der orthopädische Chirurg dem Betroffenen eine der vier folgenden Möglichkeiten anbieten können:
1. Entfernung der Grundgliedpfanne des Großzehens, das heißt, ein Teil des betroffenen Gelenks wird entfernt.
2. Entfernung der Grundgliedpfanne des Großzehens mit Kapselplastik unter Verwendung körpereigener Materialien (»Bioprothese«). Hier wird der entfernte Teil des zerstörten Gelenks durch einen Puffer ersetzt.
3. Entfernung der Grundgliedpfanne und Teilen des Mittelfußkopfes mit anschließender Komplettversteifung des ersten Mittelfuß- und Zehenstrahls. Diese Operation hat leider die Folge, dass das Gelenk steif bleibt, aber die Schmerzen haben ein Ende. Um das Gehen zu erleichtern, helfen Schuhzurichtungen.
4. Vollprothetischer Ersatz des Großzehengrundgelenkes durch eine zementfreie Titanprothese aus Gelenkpfanne und -kopf. Diese Technik ähnelt einer Hüftprothese.

Oberstes Ziel ist Schmerzfreiheit

Ich gebe zu, das sind keine sehr schönen Vorschläge, aber leider ist die moderne Forschung erst ein kleines Stück auf dem Weg zu einem wirksamen Knorpelersatz vorangekommen. Im Vordergrund aller Arthroseoperationen steht die Schmerzbefreiung des Betroffenen, und das bedeutet Platz schaffen in dem verengten und zum Teil »festgefressenen« Gelenk. Deswegen muss man bei diesen Operationen Teile des Gelenkes entfernen und/oder ersetzen.

Bei Arthrose im Großzehengrundgelenk muss oft ein Teil des Gelenkes entfernt werden, um Schmerzfreiheit zu erreichen.

Sogar die endgültige Versteifung des Gelenkes hat die segensreiche Wirkung, dass die Schmerzen aufhören. Der so operierte Fuß braucht aber zum späteren komfortablen Gehen eine wippenförmige Zurichtung der Vordersohle.

Gelenkersatz wie bei der Hüfte

Der Fußspezialist wird in einer Art stufenförmigem Optionsplan nach gründlicher Überlegung die jeweils beste Lösung für Ihr Problem finden und mit Ihnen ausführlich diskutieren. Aus meiner Erfahrung ist es heute auch bei jüngeren Patienten (ab 50 Jahren) mit zunehmender bewegungsbehindernder Arthrose im Grundgelenk angezeigt, vor einer Komplettversteifung den totalen Gelenkersatz einzusetzen, weil damit die Gehfähigkeit fast uneingeschränkt erhalten wird – ohne Schmerz. Damit folgt die Medizin auch hier der Strategie der Hüft- und Knieersatzoperationen. Die dort verwendete Technologie eines zementfrei verankerten Titankunstgelenkes hat sich auch bei den Fußoperationen durchgesetzt – mit der erwarteten Langlebigkeit.

Ein künstliches Gelenk aus Titan ersetzt das durch Arthrose zerstörte Grungelenk am großen Zeh.

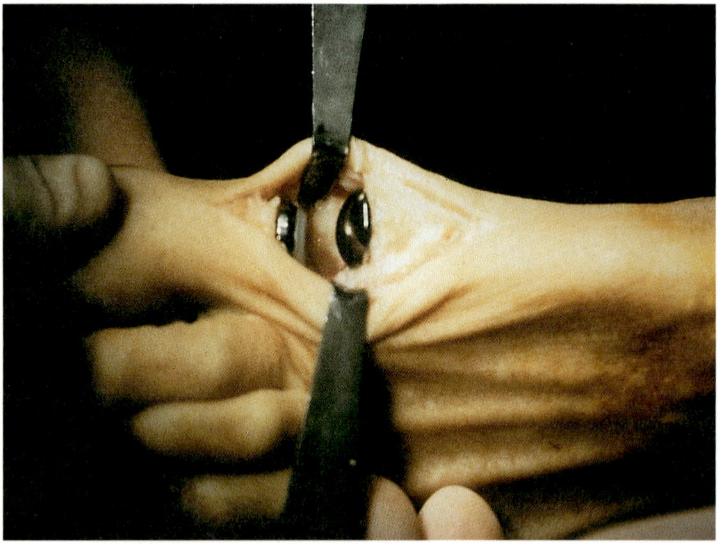

Was Sie über die Narkose wissen sollten

Die Narkose ermöglicht die Durchführung von verschiedenen medizinischen Eingriffen mit dem Zweck, dass der Patient keine Schmerzen empfindet und das Operationsgeschehen nicht miterlebt. In der modernen Medizin werden bei bestimmten Untersuchungen, bei der Schmerzbehandlung und bei Operationen im Wesentlichen drei verschiedene Narkose-Varianten eingesetzt:

- **Lokalanästhesie:** Nur ein kleiner, lokal umschriebener Teil des Körpers wird empfindungslos gemacht wird, z. B. bei einer Entfernung kleiner Hautveränderungen oder einer Wundversorgung.
- **Regionalanästhesie:** Sie erstreckt sich auf ein Areal des Körpers, z. B. wird bei einer Handoperation der betreffende Arm durch eine so genannte Plexus-Anästhesie gefühllos gemacht. Diese Art der Blockbetäubung wird auch bei den größeren Fußoperationen eingesetzt.
- **Vollnarkose:** Der Patient wird in einen schlafähnlichen Zustand versetzt, in dem er weder Schmerzen, Angst noch Stress empfindet.

Lokalanästhetika

Die Lokalanästhetika wirken direkt an den Nerven und deren Verbindungen untereinander und hemmen dort die Weiterleitung der Schmerzimpulse. Je nach voraussichtlicher Dauer der Operation werden länger oder kürzer wirksame Anästhetika verwendet; gleichzeitig kann die Wirkdauer noch durch den Zusatz von gefäßverengenden Mitteln verlängert werden, die die Durchblutung des Gewebes drosseln und damit die Abflutung des Lokalanästhetikums verzögern.

Die häufigsten Nebenwirkungen der Lokalanästhetika sind allergische Reaktionen, selten auch Vergiftungen, etwa bei Anwendung größerer Mengen.

Vollnarkose

Bei einer Vollnarkose ist der Ablauf komplizierter:

- **Gespräch:** Zur Vorbereitung der Narkose führt der Anästhesist ein Gespräch mit dem Patienten, um sich ein Bild von der Krankengeschichte und dem Gesundheitszustand des Patienten zu machen. Wichtig sind dabei frühere Narkosen. Er klärt den Patienten über die anstehende Narkose, das Vorgehen und die Risiken auf.

- **Vorbereitung:** Am Operationstag erhält der Patient, der nüchtern sein muss, über eine Kanüle intravenös Medikamente zur Vorbereitung und zum eigentlichen Einschlafen.
- **Intubation:** Nachdem der Patient eingeschlafen ist, wird ihm heutzutage eine Larynxmaske über dem Kehlkopfbereich platziert. Durch Aufpumpen mit Luft schließt diese passgenaue, weiche Maske den hinteren Rachenraum vollständig ab, der Patient kann so mit Narkosegasen und Sauerstoff versorgt werden. Mit dieser modernen Beatmungsmethode wird dem Patienten das höchst unangenehme Legen des Beatmungsschlauchs in die Luftröhre erspart. Die empfindlichen Stimmbänder werden geschützt, und der häufige Hustenreiz beim Aufwachen ist seither Geschichte – zum Wohle des Patienten. Bei kurzen Vollnarkosen kann darauf verzichtet werden. Die Beatmung des Patienten erfolgt dann über eine Nasen-Mund-Maske.

Der Fachbegriff »Anästhesie« kommt aus dem Griechischen und bedeutet Unempfindlichkeit gegen Schmerzen, Temperatur und Berührung.

- **Monitoring:** Während der gesamten Zeit überwacht der Anästhesist am Monitor die Herz-Kreislauf-Situation, die Beatmung und den Flüssigkeitshaushalt des Patienten. Die Narkosetiefe zeigt sich im Verhalten von Blutdruck und Puls und wird operationsabhängig gesteuert.
- **Aufwachphase:** Naht das Ende der Operation, beendet der Anästhesist die Gabe der Narkosemedikamente. Dadurch beginnt der Patient schon wenige Minuten nach Operationsende mit dem Aufwachen.
- **Extubation:** Das Entfernen der Larynxmaske erfolgt üblicherweise, bevor der Patient ganz wach ist. Danach wird der Patient im Aufwachraum eine Zeit lang weiter überwacht. Auch erhält er jetzt schon Medikamente gegen die Schmerzen. Sobald sein Kreislauf stabil und er selbst schmerzfrei ist, kann er entlassen werden.

Risiken einer Vollnarkose

Grundsätzlich ist zu unterscheiden zwischen allgemeinen Risiken, die bei jeder Vollnarkose bestehen, und besonderen Risiken, die sich aus der Schwere der Operation oder dem Gesundheitszustand des Patienten ergeben. Über alle möglichen Risiken muss der Patient eingehend aufgeklärt werden.

Zu den allgemeinen Risiken einer Vollnarkose gehören Störungen des Herz-Kreislauf-Systems, Beatmungsprobleme, Beschädigung der Frontzähne beim Legen des Beatmungssystems und allergische Reaktionen auf die jeweiligen Narkosemittel. Diese Risiken treten jedoch selten auf. Bei empfindlichen Personen kann es im Zusammenhang mit der Narkose zu Übelkeit und Erbrechen kommen.

Der Fußspezialist wird zusammen mit dem Anästhesisten, der bei jeder Fußoperation dabei sein sollte, die für Sie schonendste Art der Betäubung festlegen.

Gerade für die in der Fußchirurgie häufig angewandte ambulante Form der Operation stehen heute spezielle, den Patienten nur gering belastende Narkosemedikamente zur Verfügung. Der Patient wacht vollständig klar aus der Narkose auf und kann nach kurzer Überwachungszeit in Begleitung nach Hause entlassen werden.

Was bei einer Operation passiert

Wenn Sie Bilder aus dem OP scheuen, dann überblättern Sie einfach diese Seite. Die folgenden Bilder sollen Ihnen zeigen, wie eine Operation am Fuß vor sich geht.

Diese Patientin leidet an einer ausgeprägten »komplexen Vorfußdeformität« mit einem starken Senkfuß, mittelgradigem Spreizfuß, einem Einbruch des Längsgewölbes und den daraus folgenden Deformierungen der Groß- und Kleinzehen, hier in Form eines ausgeprägten X-Großzehen (Hallux valgus) und Hammerzehen.

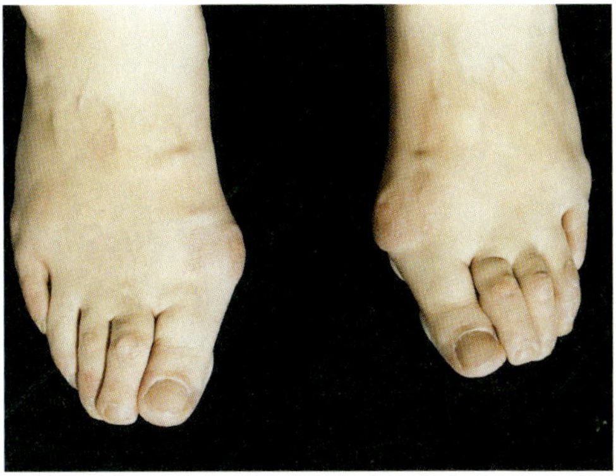

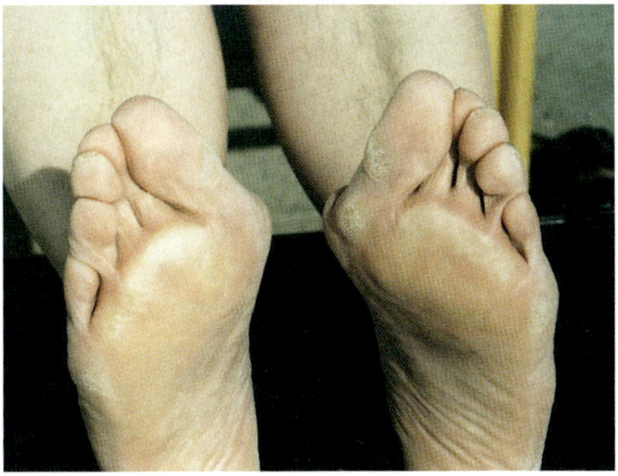

Die Füße vor der Operation von vorne und von hinten: schwere komplexe Vorfußdeformität beidseitig.

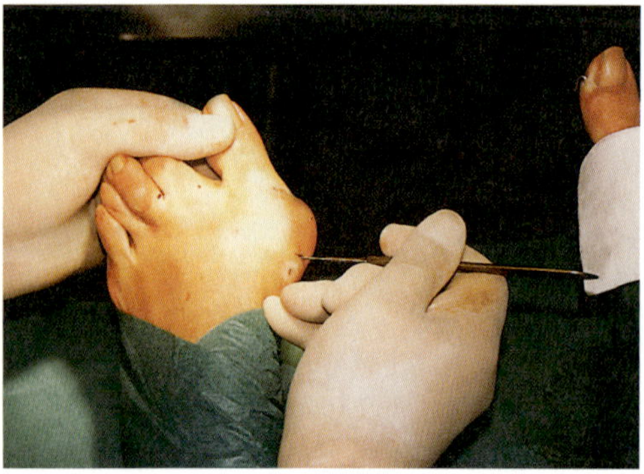

Der Fuß wird mit einer lokalen Block-Anästhesie betäubt. Zunächst wird – für den Patienten absolut schmerzfrei – ein 2 mm dicker Titandraht seitlich vom großen Zeh unter die Haut bis zum Ballen eingeführt (1).

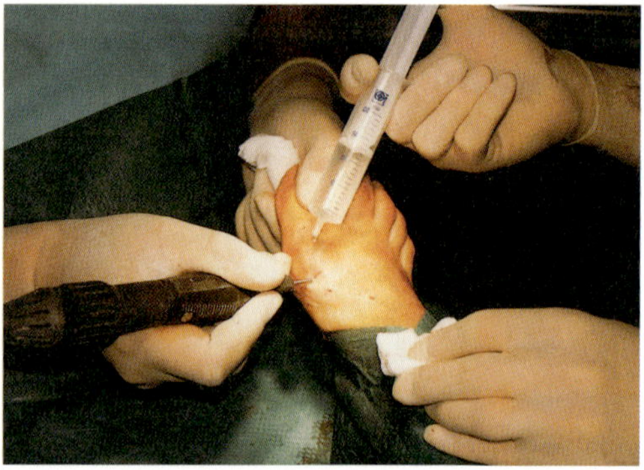

Dann nimmt der Chirurg mit dem Skalpell hinter dem Ballen einen wenige cm langen Hautschnitt vor, durch den er dann die Knochenfräse ansetzen kann. Mit 30 000 Umdrehungen in der Minute wird der Mittelfußknochen in einer vorher genau berechneten Winkel– und Drehführung durchtrennt (2).

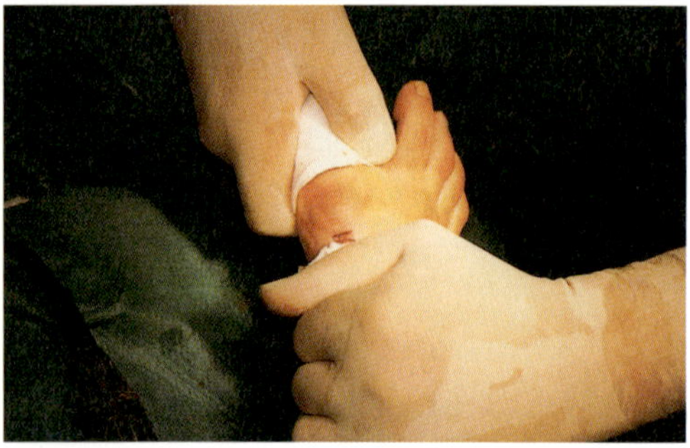

Durch Ziehen und Hebeln wird der Mittelfußknochen zur Seitwärtsverschiebung und Kippung vorbereitet (3).

Das Fußgewölbe wird aufgerichtet

Aufgrund eines dreidimensionalen Bildes und der vorher am Röntgenbild festgelegten Winkelkorrektur kann der Chirurg nun den Fußknochen wieder entsprechend gerade und aufgerichtet zum übrigen Fuß anordnen. Mit einer in Längsrichtung »brückenbogenartig« durchgeführten Aufrichtung des Quer- und Längsgewölbes wird die erwünschte Funktionsverbesserung des Fußes gestaltet.

Nun führt der Chirurg den Draht entlang des Großzehenrandes weiter, der dann über den Minischnitt mittels eines Spezialinstrumentariums in den körpernahen Teil des Mittelfußknochens plaziert wird. Dort fixiert dieser Draht die durchtrennten Knochenenden für vier Wochen (4). Der Draht kann danach für den Patienten völlig schmerzfrei entfernt werden.

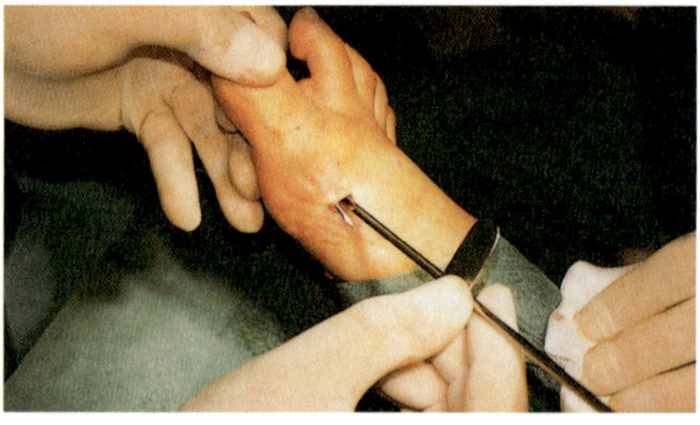

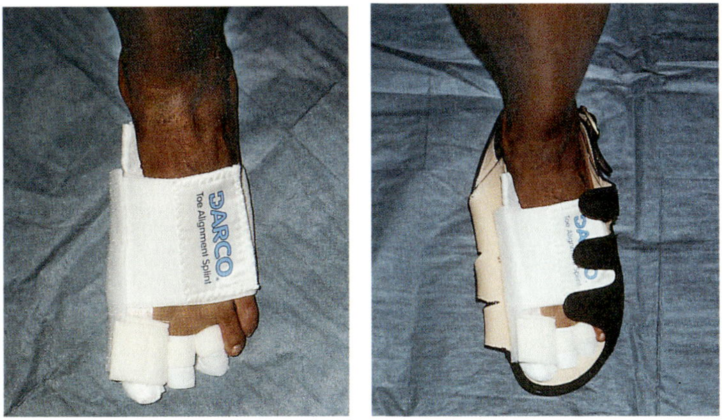

Nach der Operation wird ein elastischer Schienenverband angelegt.
Der/die Patient/in verlässt in Sandalen mit steifer Sohle auf eigenen Füßen den OP-Saal.

Sofort wieder auf den Füßen

Am Ende der Operation wird ein elastischer Schienenverband angelegt. Nach Anpassen von Sandalen mit steifer Sohle verlässt der Patient auf eigenen Füßen den OP-Saal. Der Eingriff wird ambulant durchgeführt, und die Patientin oder der Patient kann den Fuß sofort voll belasten. Man trägt für ca. fünf bis sieben Wochen nach der Operation spezielle Sandalen zum Schutz der operierten Füße. Stützkrücken oder sonstige Hilfsmittel sind zur Fortbewegung nicht nötig.

Dies ist eine minimal-invasiv durchgeführte Operation, die für den Patienten schonendste Art, eine Fußdeformität zu beheben. Der behandelnde Arzt wird Sie sicher über die für Sie ausgesuchte Operationsmethode aufklären.

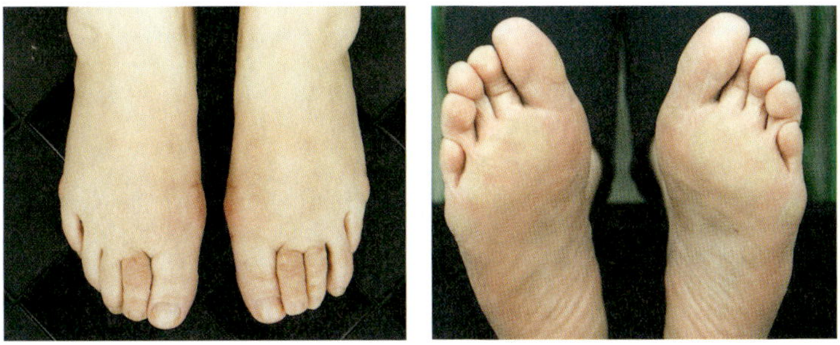

Die gleichen Füße sechs Wochen nach der Operation von oben und unten.

Der Heilungsprozess nach einer minimal-invasiven Operation

Nach vier Wochen wird der Draht entfernt, und von dem neu geformten Fuß werden Abdrücke für Einlagen gemacht. Diese Einlagen trägt der Patient bereits zwei Tage später – zunächst in bequemen und etwas breiteren Schuhen (z. B. Jogging-, Aerobic-, Wander- oder weiche Wildlederschuhe). Dabei wird der operierte Fuß von der federnd elastischen Einlage optimal gestützt und kann so zeitgerecht knöchern ausheilen. In den nächsten acht Wochen setzt sich die Knochenheilung fort. Sollten während dieser Phase einmal Schwellungen auftreten, helfen Lymphdrainagen und Kühlung.

Etwa sieben Wochen später ist nach bisherigen Erfahrungen der Fuß soweit stabilisiert und aufgerichtet, dass einer Wiederaufnahme der gewohnten Tätigkeiten in Beruf, Haushalt und Sport nichts mehr im Wege steht.

Wenn man bedenkt, dass der Fuß manchmal über zehn Jahre und länger hinweg deformiert wurde, so ist der Behandlungsverlauf unmittelbar nach der OP extrem kurz. Die Ausheilung nach gelenkzerstörenden Operationen kann dagegen bis zu einem halben Jahr dauern.

Beim Gehen auf das Abrollen achten

Eine gezielte Krankengymnastik ist nur in Ausnahmefällen notwendig. In der Regel genügen das ständige Bewegen der Zehen und bei ausgeprägter Bindegewebsschwäche eine Lymphdrainage sowie Spreiz- und Dehnübungen, um die Muskulatur zu stärken und die Funktion wiederherzustellen.

Beim Gehen sollte man besonders auf das Abrollen der Füße achten, damit sich die Funktion der Zehengrundgelenke und der wieder aufgerichteten Gewölbe normalisiert. Das endgültige Ergebnis wird sich aber erst nach etwa einem Jahr feststellen lassen, ohne dass die Patientin bis dahin auf Mobilität und das Tragen schöner Schuhe verzichten muss. Der operierte Fuß braucht diese Zeit, um sich den neuen Formungen anzupassen. Sie sollten sich immer darüber im Klaren sein: Ihr Fuß hat ca. 10 bis 15 Jahre lang eine schmerzhafte Deformation erlitten. Da lohnt sich ein klein wenig Geduld.

Geschichten aus meiner Fußsprechstunde

Zu Beginn der neuen Ära der Fußchirurgie waren die Erfahrungen mit der Frage nach den neuen Schuhen nicht so einfach zu beantworten. Natürlich habe ich dann dem Wunsch der Patienten nach tollen neuen Schuhen oft zu früh nachgegeben – die Enttäuschung über drückende, schmerzende Füße war groß. Da fiel mir der Begriff des Schuhtrainings ein. Ich empfehle seither meinen operierten Patienten, sich etwa ab der siebten Woche nach der Operation mit dem Inhalt ihres Schuhschrankes auseinandersetzen, den Schuh auszusuchen, von dem sie glauben, er könnte jetzt passen, und dann diesen Schuh für wenigstens 20 Minuten zu tragen. Lässt es sich länger aushalten, dann länger. Und besonders wichtig: jeden Tag einen anderen Schuh auszuprobieren. Der Fuß gewöhnt sich so an die neuen Schuhformen, die dann auf ihn warten. Manchmal kommt eine Patientin mit mehreren Schuhen in meine Sprechstunde, und wir suchen gemeinsam die entsprechenden Schuhe aus.

! Auch wenn es manchmal schwer fällt: Eine konsequente Fußgymnastik ist nach einer Operation entscheidend für den Heilungserfolg.

Viel Bewegung und Gymnastik für die Füße

Grundsätzlich ist jedes Training der Muskulatur, die das Quer- und Längsgewölbe unterstützt, sinnvoll, da durch die komplexe Vorfußdeformität und die meist großen Achsabweichungen die Muskulatur extrem gedehnt wird und somit »ausleiert«. Eine gezielte Fußgymnastik umfasst das spielerische Ausprobieren verschiedener Gangarten, das heißt, man geht erst auf den Zehenspitzen, dann auf den Fersen, abwechselnd auf dem Innen- und Außenrand des Fußes. Man kann den Fuß am Boden auflegen und mit den Zehen nach vorne ziehen oder ein Handtuch auf den Boden legen und mit den Zehen herziehen. Man kann die Großzehe nach innen spreizen, dann alle Zehen spreizen und mit den Zehen »Klavierspielen«.

Jede intensive Bewegung der einzelnen Zehen und des gesamten Fußes bringt Sie einer schmerzfreien Zeit näher. Vielleicht fühlen Sie sich ja »wie auf Wolke Sieben«. Ähnlich, wie hier für die minimal-invasive Operation beschrieben, ist die Nachbehandlung auch für die anderen Operationsverfahren angelegt. Der Unterschied besteht in meist längeren Ruhephasen des Fußes oder einem längeren Belastungsverbot. Ihr behandelnder Fußspezialist wird Ihnen die individuelle Nachbehandlung erklären und Sie dabei begleiten.

Die Risiken der minimal-invasiven Operationsmethode sind sehr gering. Zu Komplikationen kommt es nur in Ausnahmefällen.

Risiken und Erfolg

Aufgrund der minimal-invasiven Operationsmethode, die ohne große Schnitte auskommt, sind die Risiken relativ gering. Sie bewegen sich im Rahmen der möglichen Risiken jeder Operation, wobei die ärztliche Erfahrung der letzen zehn Jahre in der Anwendung dieser Methode keine größeren Komplikationen erwarten lässt. Der Fußspezialist wird Sie über all diese Risiken gründlich aufklären.

Im Rahmen einer Multicenter-Nachuntersuchungs-Studie konnte unter Einbeziehung amerikanischer Ergebnisse für die Methoden der Neueinrichtung und Umstellung der Fußknochen in minimal-invasiver Technik eine hohe Erfolgsquote von guten und sehr guten Ergebnissen bei Patienten festgestellt werden, mit nur sehr geringen Komplikationsraten. Einbezogen wurden Patienten, bei denen der Eingriff länger als sechs Jahre zurücklag.

Häufig die Absatzhöhe wechseln

Die Füße erreichen ihre ursprüngliche, genetisch angelegte Größe wieder, da der zur Operation führende abgewichene Großzeh die Gesamtgröße des Fußes bisher falsch wiedergeben hat. So kann es in manchen Fällen dazu kommen, dass der operierte Fuß von der Länge her eine halbe Schuhgröße mehr benötigt. Im Normalfall ist es nach einem »Schuhtraining« ab der zwölften Woche möglich, sich neue Schuhe zu kaufen.

Dabei sollten Patientinnen jedoch beachten, dass der Fuß ständig verschiedene Absatzhöhen braucht: Von flachen Schuhen bis Schuhen mit etwa zunächst 5 cm Absatz ist alles möglich. Das ständige Tragen von ganz flachen Schuhen ist genauso nachteilig für den Fuß wie ständiges Laufen in Stöckelschuhen. Frauen sollten auch später Highheels als Ausnahme tragen, und nicht als Alltagsschuh. Wir vergessen leider viel zu oft, wie wichtig gesunde Füße sind. Gerade Frauen sollten ihnen einfach so viel Aufmerksamkeit und Zuwendung schenken wie ihren Haaren oder Händen. Verschiedene Absatzhöhen, bequeme Passform bei den Schuhen und öfters mal ganz darauf verzichten und barfuß laufen – Ihre Füße werden es Ihnen danken.

Erlauben Sie mir darum, das Glück einer Patientin über ihre »neuen« Füße mit Ihnen zu teilen. Sie fasste ihre Freude darüber, dass sie nach der Operation wieder schmerzfrei laufen konnte, in Versform:

Lieber Herr Doktor Nollau,

Sie ließen fallen frischen Morgentau
auf meine ach-so schmerzhaften Füße.
Nur wer kennt des Wanderns Süße,
kann ermessen meine Freude,
zu steigen auf Alpengipfel ohne Leide.

Genau ein Jahr ist es nun her,
dass ich fühle keine Schmerzen mehr.
Ihrer gedenke ich voller Dankbarkeit,
und nach einem Jahr der Bewährungszeit
sage ich Ihnen in diesem Poem,
jeder Schuh ist mir bequem,
meine Füße, schmerzfrei und gerade,
sind mir eine neue Gottesgabe.
Sie sind geworden der Märchenprinz
für das Aschenbrödel aus der badischen Provinz.
Haben Sie Dank für dieses Laufglück,
noch oft gelinge Ihnen dieses Meisterstück!

Ihre dankbare E. E. aus der Pfalz

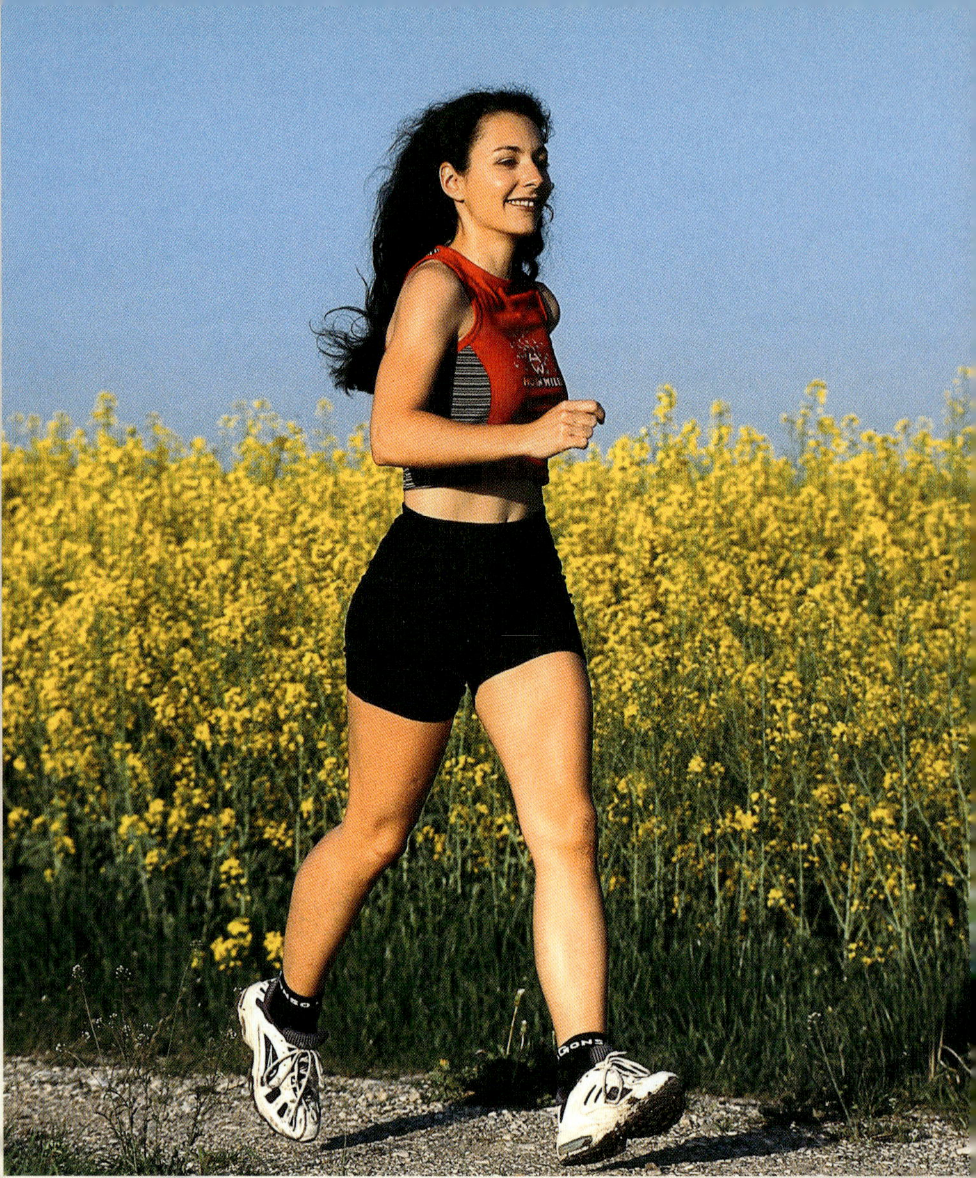

Fit zu Fuß – ein Leben lang

Trotz neuester Behandlungsmethoden – am besten lebt es sich mit Fußproblemen, die man gar nicht erst bekommt. Mit viel gesunder Bewegung beugt man ihnen am wirkungsvollsten vor.

Hand aufs Herz: verbringen Sie auch die meiste Zeit im Sitzen? Tagsüber im Büro am Schreibtisch, unterwegs im Auto, abends vor dem Fernseher? Wissenschaftliche Schätzungen gehen davon aus, dass sich Herz- und Kreislaufprobleme, Bluthochdruck, Übergewicht, Rückenschmerzen und das Risiko, an Diabetes Typ II zu erkranken, um mehr als die Hälfte verringern würden, wenn wir nur eine Kleinigkeit in unserer Lebensweise änderten: Mit etwas Bewegung könnten viele dieser Beschwerden ohne Medikamente behoben werden.

Unsere Lebensweise fördert jedoch besonders eine Spezies: die »Couch-Potatoes«. Das sind jene sagenhafte Wesen, die nur noch auf ihrer Couch herumhängen, die Welt über den Fernseher konsumieren und durch ihre ungesunde und fettreiche Ernährung langsam aber sicher eine Kartoffel ähnliche Form annehmen. Der Körper baut dabei immer mehr ab.

Bewegungsmangel fördert eine Fülle von Zivilisationskrankheiten wie Diabetes, Übergewicht oder Bluthochdruck. Ohne Training verkümmern die Muskeln – am Rückgrat ebenso wie an den Füßen.

Bewegung hält jung

Oft erfährt das Auto mehr Pflege als der eigene Körper. Ein regelmäßiger Check Up und Ölwechsel sind selbstverständlich. Aber wer seinen Körper auf Sparflamme hält, lebt gefährlich. Werden Muskeln, Herz- und Kreislauf nicht trainiert, bauen sie ab. Menschen, die sich grundsätzlich nicht zur Bewegung aufraffen können, leiden meist auch an Übergewicht. Und damit fällt es noch schwerer, in Gang zu kommen. Leider bringt es für die eigene körperliche Fitness nichts, Sportlern im Fernsehen zu zuschauen.

Die Stützfunktion der Muskeln erhalten

Ohne Bewegung verkümmert die Muskulatur und das hat auch direkte Wirkung auf Ihre Füße. Die Muskulatur stützt unser Skelett. Eine trainierte Muskulatur entlastet und schont die Gelenke während schlaffe Muskeln genau das Gegenteil bewirken.

Sie schädigen Knochen und Gelenke und wirken sich auf Wirbelsäule, Hüfte, Knie und Füße negativ aus. Nur eine gestärkte Muskulatur sorgt dafür, dass unser Skelett, Wirbel und Gelenke ihre Funktionstüchtigkeit bis ins hohe Alter behalten. Man geht davon aus, dass der untrainierte Mensch zwischen dem

20. und 70. Lebensjahr circa 40 Prozent seiner gesamten Muskelmasse verliert. Dies wiederum beeinträchtigt die Leistungsfähigkeit des Haltungs-, Bewegungs- und Stützapparates, destabilisiert die Gelenke und fördert über Schwächung des Knorpels eine zunehmende Degeneration. Gleichzeitig steigt der Fettanteil des Muskels.
Alterung macht auch vor Knorpel, Sehnen und Knochen nicht halt. Im Lauf der Jahre verändern sich die Strukturen dieser Stütz- und Bindegewebe; sie werden spröder, poröser und immer weniger belastbar. Bewegung verzögert deshalb nachhaltig diesen Alterungsprozess, denn Muskeln sind bis ins hohe Alter trainierbar.

Die günstigsten Sportarten

Gesund, fit und schlank – so könnte man das Ergebnis eines regelmäßigen Ausdauersports zusammenfassen. Zu diesen Sportarten zählen Laufen, Walken, Radfahren, Schwimmen, Ski-Langlauf, Inline-Skaten oder Golf. Diese Sportarten trainieren die körperliche Ausdauer. Die lange andauernde Bewegung fordert Herz, Kreislauf, Lungen und Muskeln. Das Training bleibt dabei im aeroben Bereich: Die Muskeln verbrauchen nur so viel Sauerstoff wie Sie aufnehmen können. So kommt man auch nie aus der Puste.

Geht Ihnen bei einer Sportart wie etwa Fußball oder Tennis die Puste aus, trainieren Sie im anaeroben Bereich. Der aufgenommene Sauerstoff reicht nicht mehr aus, und die Muskeln holen sich die Energie durch Verbrennung von Kohlenhydraten.

Der ganze Körper profitiert von Bewegung

Wer Bewegung zum Teil seines Lebens macht, profitiert von den positiven Nebeneffekten: das Volumen des Herzens nimmt zu, es arbeitet ökonomischer. Parallel sinken Blutdruck und Ruhepuls. Die Zahl der roten Blutkörperchen und die Durchblutung steigen. Damit wächst die Ausdauer, Leistungsfähigkeit und die Abwehrmechanismen des Körpers werden gestärkt.
Ausdauersport verbessert die Elastizität der Gefäße und erhöht die Zahl der fettverbrennenden Enzyme. Auch Gelenke arbeiten besser, wenn Sie bewegt werden. Und selbst Menschen, die an Arthrose leiden, dürfen ihre Gelenke nicht schonen. Die Gelenkknorpel bilden sich bei Stillstand zurück. Der Mensch »rostet« ein.

Richtig laufen – aber wie?

Laufen hat sich inzwischen zum Volkssport gemausert, an dem vom trainierten Jungmanager bis zum gesundheitsbewussten Rentner jeder teilnehmen kann. Es ist ein sehr guter Ausgleich zu einer sitzenden Tätigkeit und eine wunderbare Möglichkeit, nach einem anstrengenden Arbeitstag Stress abzubauen. Laufen kann man an jedem Ort, zu jeder Zeit und in jedem Alter. Aber den positiven Wirkungen dieser Sportart stehen mögliche Belastungen und Verletzungen gegenüber. Die meisten Probleme beim Laufen betreffen den Fuß und das Sprunggelenk. Als Folge von Fehlbelastungen treten Probleme an Ferse oder Wadenmuskulatur oder sogar Stressfrakturen auf.

Walking – die gelenkschonende Alternative

Meine Empfehlung: Wer untrainiert ist, Übergewicht hat und/oder an Gelenkproblemen leidet, sollte statt mit Laufen zunächst mit dem Walking beginnen. Dabei handelt es sich um aufrechtes, lockeres, aber zügiges Gehen – ein bisschen schneller als Spazierengehen, ein bisschen langsamer als Laufen. Arme Beine und Becken bewegen sich in einem gleichmäßigen, harmonischen Rhythmus. Der Körper wird dabei schonend trainiert, denn beim Walking werden dieselben Muskelgruppen beansprucht wie beim Laufen ohne die Gelenke übermäßig zu belasten. Da immer ein Fuß auf dem Boden bleibt und man keine kleinen Sprünge macht wie beim Joggen, müssen die Gelenke die Stöße nicht abfangen und der Kreislauf wird nicht überfordert.

Wenn Sie lange Zeit kaum oder gar keinen Sport betrieben haben, sollten Sie jetzt nicht einfach loslaufen. Übergewicht und bestehende Erkrankungen müssen außerdem berücksichtigt werden. Sprechen Sie deshalb vorab mit Ihrem Hausarzt.

Der richtige Bewegungsablauf: Beim Walken schwingen die Arme parallel zum Körper, geht der rechte Fuß vor, folgt ihm der entgegengesetzte, linke Arm und umgekehrt. Ein betonter Armeinsatz steigert den Puls um 10 bis 15 Schläge pro Minute. Setzen Sie die Fersen zuerst auf und rollen Sie den Fuß über die Zehen ab. Beim Laufen müssen die Gelenke bei jedem Schritt das 2,5-fache Körpergewicht abfangen. Deshalb sollten Menschen mit Übergewicht davon Abstand nehmen und nur schnell gehen. Ihre Gelenke sind bereits durch das zusätzliche Gewicht belastet, Laufen würde nur mehr Schaden anrichten.

Was regelmäßiges Walking bewirken kann

Walking ist ein Ausdauersport für alle, die dem Körper keine Höchstleistung abverlangen, aber optimal trainieren möchten. Das schnelle Gehen ist eine sanfte und effektive Sportart, die auch Ihren Füßen nicht schaden kann. Und da die Technik denkbar einfach ist, können Ihnen keine Fehler wie beim Laufen passieren. Selbst bei bestehenden Fußdeformitäten ist dieser Sport unter Einsatz gestützter Einlagen durchführbar.

Walking ist der beste Einstieg in ein bewegtes Leben. Durch ein kontinuierliches Training stärken Sie Ihre Gesäß- und Beinmuskeln; das entlastet Hüfte, Knie und Füße. Durch den Einsatz der Arme wird außerdem die Rumpfmuskulatur trainiert. Das stabilisiert die Wirbelsäule, Rückenschmerzen verschwinden. Der altersbedingte Abbau von Knochen- und Muskelmasse wird verlangsamt. Walking fordert und fördert darüber hinaus das Herz-Kreislauf-System und kurbelt den Stoffwechsel an, was die Pfunde schmelzen lässt.

Zu viele Pfunde bremsen

Mit dem Body-Mass-Index (BMI) lässt sich Übergewicht exakt ermitteln.

Gerade das Übergewicht hemmt oft die Freude und Lust an der Bewegung. Hier hilft ein moderates Ausdauertraining, das außerdem noch einen positiven Nebeneffekt hat: Der Körper verbrennt Fett, und die Depots schwinden.

Ob Sie überflüssige Pfunde mit sich herumtragen, können Sie mit dem Body-Mass-Index (BMI) exakt feststellen. Die mathematische Formel für den »Body-Mass-Index (BMI)« lautet:

$$\text{BMI} = \frac{\text{Körpergewicht (in kg)}}{\text{Körpergröße (in Meter)} \times \text{Körpergröße (in Meter)}}$$

Was dieser Wert bedeutet, sehen Sie in der Tabelle auf Seite 105. Ein Beispiel: Sie sind eine 1,65 m große Frau und wiegen 60 kg: Dann errechnet sich Ihr

$$\text{BMI} = \frac{60\ \text{(kg)}}{1{,}65\ \text{(m)} \times 1{,}65\ \text{(m)}} = 22$$

Eine Frau mit diesem BMI von 22 gilt als normal gewichtig.

KÖRPERGEWICHT IN KILOGRAMM

	1,55	1,57	1,59	1,61	1,63	1,65	1,67	1,69	1,71	1,73	1,75	1,77	1,79	1,81	1,83	1,85	1,87	1,89	1,91	1,93	1,95	1,97	1,99	2,01
120	50	49	47	46	45	44	43	42	41	40	39	38	37	37	36	35	34	34	33	32	32	31	30	30
119	50	48	47	46	45	44	43	42	41	40	39	38	37	36	36	35	34	33	33	32	31	31	30	29
118	49	48	47	46	44	43	42	41	40	39	39	38	37	36	35	34	34	33	32	32	31	30	30	29
117	49	47	46	45	44	43	42	41	40	39	38	37	37	36	35	34	33	33	32	31	31	30	30	29
116	48	47	46	45	44	43	42	41	40	39	38	37	36	35	35	34	33	32	32	31	31	30	29	29
115	48	47	45	44	43	42	41	40	39	38	38	37	36	35	34	34	33	32	32	31	30	30	29	28
114	47	46	45	44	43	42	41	40	39	38	37	36	36	35	34	33	33	32	31	31	30	29	29	28
113	47	46	45	44	43	42	41	40	39	38	37	36	35	34	34	33	32	32	31	30	30	29	29	28
112	47	45	44	43	42	41	40	39	38	37	37	36	35	34	33	33	32	31	31	30	29	29	28	28
111	46	45	44	43	42	41	40	39	38	37	36	35	35	34	33	32	32	31	30	30	29	29	28	27
110	46	45	44	42	41	40	39	39	38	37	36	35	34	34	33	32	31	31	30	30	29	28	28	27
109	45	44	43	42	41	40	39	38	37	36	36	35	34	33	33	32	31	31	30	29	29	28	28	27
108	45	44	43	42	41	40	39	38	37	36	35	34	34	33	32	32	31	30	30	29	28	28	27	27
107	45	43	42	41	40	39	38	37	37	36	35	34	33	33	32	31	31	30	29	29	28	28	27	26
106	44	43	42	41	40	39	38	37	36	35	35	34	33	32	32	31	30	30	29	28	28	27	27	26
105	44	43	42	41	40	39	38	37	36	35	34	34	33	32	31	31	30	29	29	28	28	27	27	26
104	43	42	41	40	39	38	37	36	36	35	34	33	32	32	31	30	30	29	29	28	27	27	26	26
103	43	42	41	40	39	38	37	36	35	34	34	33	32	31	31	30	29	29	28	28	27	27	26	25
102	42	41	40	39	38	37	37	36	35	34	33	33	32	31	30	30	29	29	28	27	27	26	26	25
101	42	41	40	39	38	37	36	35	35	34	33	32	32	31	30	30	29	28	28	27	27	26	26	25
100	42	41	40	39	38	37	36	35	34	33	33	32	31	31	30	29	29	28	27	27	26	26	25	25
99	41	40	39	38	37	36	35	35	34	33	32	32	31	30	30	29	28	28	27	27	26	26	25	25
98	41	40	39	38	37	36	35	34	34	33	32	31	31	30	29	29	28	27	27	26	26	25	25	24
97	40	39	38	37	37	36	35	34	33	32	32	31	30	30	29	28	28	27	27	26	26	25	24	24
96	40	39	38	37	36	35	34	34	33	32	31	31	30	29	29	28	27	27	26	26	25	25	24	24
95	40	39	38	37	36	35	34	33	32	32	31	30	30	29	28	28	27	27	26	26	25	24	24	24
94	39	38	37	36	35	35	34	33	32	31	31	30	29	29	28	27	27	26	26	25	25	24	24	23
93	39	38	37	36	35	34	33	33	32	31	30	30	29	28	28	27	27	26	25	25	24	24	23	23
92	38	37	36	35	35	34	33	32	31	31	30	29	29	28	27	27	26	26	25	25	24	24	23	23
91	38	37	36	35	34	33	33	32	31	30	30	29	28	28	27	27	26	25	25	24	24	23	23	23
90	37	37	36	35	34	33	32	32	31	30	29	29	28	27	27	26	26	25	25	24	24	23	23	22
89	37	36	35	34	33	33	32	31	30	30	29	28	28	27	27	26	25	25	24	24	23	23	22	22
88	37	36	35	34	33	32	32	31	30	29	29	28	27	27	26	26	25	25	24	24	23	23	22	22
87	36	35	34	34	33	32	31	30	30	29	28	28	27	27	26	25	25	24	24	23	23	22	22	22
86	36	35	34	33	32	32	31	30	29	29	28	27	27	26	26	25	25	24	24	23	23	22	22	21
85	35	34	34	33	32	31	30	30	29	28	28	27	27	26	25	25	24	24	23	23	22	22	21	21
84	35	34	33	32	32	31	30	29	29	28	27	27	26	26	25	25	24	24	23	23	22	22	21	21
83	35	34	33	32	31	30	30	29	28	28	27	26	26	25	25	24	24	23	23	22	22	21	21	21
82	34	33	32	32	31	30	29	29	28	27	27	26	26	25	24	24	23	23	22	22	22	21	21	20
81	34	33	32	31	30	30	29	28	28	27	26	26	25	25	24	24	23	23	22	22	21	21	20	20
80	33	32	32	31	30	29	29	28	27	27	26	26	25	24	24	23	23	22	22	21	21	21	20	20
79	33	32	31	30	30	29	28	28	27	26	26	25	25	24	24	23	23	22	22	21	21	20	20	20
78	32	32	31	30	29	29	28	27	27	26	25	25	24	24	23	23	22	22	21	21	21	20	20	19
77	32	31	30	30	29	28	28	27	26	26	25	25	24	24	23	22	22	22	21	21	20	20	19	19
76	32	31	30	29	29	28	27	27	26	25	25	24	24	23	23	22	22	21	21	20	20	20	19	19
75	31	30	30	29	28	28	27	26	26	25	24	24	23	23	22	22	21	21	21	20	20	19	19	19
74	31	30	29	29	28	27	27	26	25	25	24	24	23	23	22	22	21	21	20	20	19	19	19	18
73	30	30	29	28	27	27	26	26	25	24	24	23	23	22	22	21	21	20	20	20	19	19	18	18
72	30	29	28	28	27	26	26	25	25	24	24	23	22	22	21	21	21	20	20	19	19	19	18	18
71	30	29	28	27	27	26	25	25	24	24	23	23	22	22	21	21	20	20	19	19	19	18	18	18
70	29	28	28	27	26	26	25	25	24	23	23	22	22	21	21	20	20	20	19	19	18	18	18	17
69	29	28	27	27	26	25	25	24	24	23	23	22	22	21	21	20	20	19	19	19	18	18	17	17
68	28	28	27	26	26	25	24	24	23	23	22	22	21	21	20	20	19	19	19	18	18	18	17	17
67	28	27	27	26	25	25	24	23	23	22	22	21	21	20	20	20	19	19	18	18	18	17	17	17
66	27	27	26	25	25	24	24	23	23	22	22	21	21	20	20	19	19	18	18	18	17	17	17	16
65	27	26	26	25	24	24	23	23	22	22	21	21	20	20	19	19	19	18	18	17	17	17	16	16
64	27	26	25	25	24	24	23	22	22	21	21	20	20	20	19	19	18	18	18	17	17	16	16	16
63	26	26	25	24	24	23	23	22	22	21	21	20	20	19	19	18	18	18	17	17	17	16	16	16
62	26	25	25	24	23	23	22	22	21	21	20	20	19	19	19	18	18	17	17	17	16	16	16	15
61	25	25	24	24	23	22	22	21	21	20	20	19	19	19	18	18	17	17	17	16	16	16	15	15
60	25	24	24	23	23	22	22	21	21	20	20	19	19	18	18	18	17	17	16	16	16	15	15	15
59	25	24	23	23	22	22	21	21	20	20	19	19	18	18	18	17	17	17	16	16	16	15	15	15
58	24	24	23	22	22	21	21	20	20	19	19	19	18	18	17	17	17	16	16	16	15	15	15	14
57	24	23	23	22	21	21	20	20	19	19	19	18	18	17	17	17	16	16	16	15	15	15	14	14
56	23	23	22	22	21	21	20	20	19	19	18	18	17	17	17	16	16	16	15	15	15	14	14	14
55	23	22	22	21	21	20	20	19	19	18	18	18	17	17	16	16	16	15	15	15	14	14	14	14
54	22	22	21	21	20	20	19	19	18	18	18	17	17	16	16	16	15	15	15	14	14	14	14	13
53	22	22	21	20	20	19	19	19	18	18	17	17	17	16	16	15	15	15	15	14	14	14	13	13
52	22	21	21	20	20	19	19	18	18	17	17	17	16	16	16	15	15	15	14	14	14	13	13	13
51	21	21	20	20	19	19	18	18	17	17	17	16	16	16	15	15	15	14	14	14	13	13	13	13
50	21	20	20	19	19	18	18	18	17	17	16	16	16	15	15	15	14	14	14	13	13	13	13	12

KÖRPERLÄNGE IN METERN

BMI ab 40 – Extremes Übergewicht
BMI 30–40 – Übergewicht
BMI 25–30 – Leichtes Übergewicht
BMI 20–25 – Ihr Gewicht ist ok
BMI 12–20 – Untergewicht

Laufen ohne zu schnaufen

Wer Sport nach dem Motto »no pain – no gain« (»ohne Schmerzen kein Erfolg«) treibt, schadet sich nachhaltig. Schmerzen sind immer ein Warnsignal des Körpers. Um fit zu sein, braucht es keine sportliche Höchstleistungen.

Jeder kennt das Ergebnis, wenn er sich beim Sport überanstrengt hat: Der Körper reagiert mit Müdigkeit und Muskelkater. Wer seine persönlichen Grenzen überschreitet, hat nichts davon und schadet sich nur. Überanstrengung bedeutet Stress für den Körper. Die Herzfrequenz zu bestimmen ist ein gutes Messinstrument zur Kontrolle beim Ausdauertraining. So ein Pulsmesser ähnelt einer Armbanduhr; man trägt ihn während des Trainings am Arm und kann seine Herzfrequenz ständig kontrollieren.

Wer mit dem Laufen beginnen möchte, sollte seinen Arzt konsultieren. Er berät Sie, ob Laufen oder Walking in Frage kommen.

Nur wenn der Puls in einem bestimmten Bereich bleibt, gewinnt der Körper seine Energie aus der Verbrennung von Fett. Der Puls sollte bei mindestens 110 Schlägen pro Minute und maximal bei 130 Schlägen pro Minute liegen.

Die richtige Belastungsintensität

Untersuchungen haben gezeigt, dass der gesundheitlich beste Trainingsbereich bei einer Belastung von 65 bis 70 Prozent der maximalen Herzfrequenz liegt. Sie trainieren dabei im aeroben Bereich: Man joggt oder radelt ohne größere Anstrengung, und der Muskel hat genügend Sauerstoff, um das Fett zu verbrennen. Wer mit hochrotem Kopf läuft und dabei keine Luft mehr bekommt, sondern höchstens Seitenstechen, überanstrengt sich sichtlich. Eine Herzfrequenz über 160 bedeutet Training im anaeroben Bereich: Der Muskel verbrennt nun Kohlenhydrate, um daraus seine Energie zu ziehen, da der Sauerstoff für die Fettverbrennung nicht mehr ausreicht.

Deshalb mein Tipp für die optimale Trainingsmethode: Laufen Sie so langsam oder gehen Sie so schnell, dass Sie dabei nie aus der Puste kommen! Wenn Sie sich dabei noch unterhalten können, dann liegen Sie richtig. Beim Walking heißt das, etwa 110 bis 130 Schritte pro Minute. Die individuelle Geschwindigkeit beim Walking variiert von 6 bis 7,5 Kilometer pro Stunde, beim Laufen liegt das Tempo in der Regel zwischen 7 und 10 Kilometer pro Stunde.

Läufer brauchen pro Kilometer zwischen vier und acht Minuten, Walker etwa acht bis zehn Minuten, Spaziergänger zwischen zwölf und fünfzehn Minuten. Der Weltmeister im Marathon läuft 1000 Meter in weniger als drei Minuten – das ist Hochleistungssport und nichts für Amateure. Anfänger sollten die ersten Wochen zweimal wöchentlich ein Ausdauertraining von 30 bis 40 Minuten absolvieren. Später kann das Pensum auf drei bis vier Einheiten pro Woche je 40 Minuten gesteigert werden.

So rollen Sie richtig ab

Füße werden im Freizeitsport oft stark strapaziert oder sogar verletzt. So laufen gerade viele Freizeitsportler falsch. Sie rollen den Fuß beim Aufsetzen nicht ab, sondern setzen platt oder mit den Fußspitzen zuerst auf. Beim Joggen setzt der Fuß in Höhe des Mittelfußknochen auf und rollt dann über die Zehen ab. Hier sollte die Ferse nicht aufsetzen, da sonst der Stauchungseffekt auf Sprung- und Kniegelenk zu stark ist.
Man kann das am besten ausprobieren, indem man in der Wohnung ein paar Meter barfuß joggt oder walkt. Sie spüren sofort den Unterschied. Barfüßig macht man instinktiv die richtige Bewegung. In der Regel wird der Fuß unmittelbar vor dem Aufsetzen leicht supiniert, das heißt nach außen gedreht. Unmittelbar danach knickt der Fuß leicht nach innen, Pronation genannt, sodass das Fußgewölbe abflacht. Diese Abflachung des Längsgewölbes hält so lange an, bis die ganzen Muskel und Sehnen der Fußsohle sich wieder anspannen und die Bewegung des Abdrucks vom Boden beginnt.

Einen guten Laufschuh wählen

Bei sehr stark ausgeprägter Pronation oder Supination werden die Gelenke, Sehnen und Bänder im Fuß so stark belastet, dass Ermüdung und Verletzungen entstehen können. Um diesen Problemen vorzubeugen, gibt es auf dem Markt verschiedene Laufschuhmodelle, die den Fuß seitlich unterstützen und damit vor Überbelastungen schützen. Einige Läufer haben das Problem der extremen Pronation. Betrachtet man den Fuß von hinten,

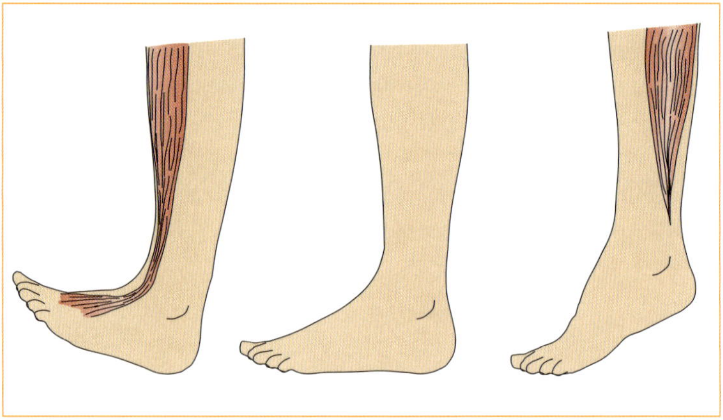

erkennt man, dass das Fußgelenk nach innen abknickt (Knickfuß). Der Fuß benötigt einen sehr stabilen Laufschuh oder sogar Einlagen. Andere Läufer wiederum weisen eine Supination auf. Das Sprunggelenk neigt dazu, nach außen abzuknicken. Diese Läufer brauchen einen besonders gedämpften Schuh, da das körpereigene Dämpfungssystem nicht vollständig funktioniert; im Extremfall ist eine spezielle Außenranderhöhung vonnöten.

Sportliche Alternativen

Bewegung soll nicht nur Ihren Körper trainieren, sondern auch Spaß machen. Laufen oder Walking sind nicht jedermanns Sache, es gibt zahlreiche Alternativen. Wer nicht alleine trainieren möchte, dem bieten heute Fitness-Studios eine große Auswahl an Trainingsmöglichkeiten, die Gelenk schonend wirken.

Inline-Skating

Inline-Skating hat in den letzten Jahren einen ungeheuren Boom erlebt. Es ist die Trendsportart geworden, wie man an den ersten Frühlingstagen unschwer erkennen kann. Jung und alt skaten durch die Städte. Der Bewegungsablauf schont die Gelenke und schützt – als regelmäßiges Aus-

dauertraining – Herz und Kreislauf. Auch die oft vernachlässigte Oberschenkelmuskulatur wird beim Inline-Skating perfekt trainiert.
Allerdings benötigen Sie für diese Sportart Gleichgewichtssinn und eine gute Koordination. Vor allem Probleme beim Bremsen und schwere Stürze sind die andere Seite der Medaille. Die Zahl der Verletzungen steigt. Deshalb sollte Inline-Skating nie ohne die dazu gehörige Ausrüstung und ohne Einsteigerkurs begonnen werden, um zunächst einmal die Fahr- und Bremstechnik zu lernen.

Für Senioren nur bedingt geeignet: Ältere Menschen sollten sich bei einem Sportmediziner über die Beschaffenheit Ihres Knochengerüsts (Osteoporose?) informieren, da ab einem Alter von über 70 mit großer Wahrscheinlichkeit Verschleißerscheinungen auftreten. Hier ist die Gefahr groß, sich einen Knochen zu brechen und wochenlange Inaktivität in Kauf nehmen zu müssen.
Dann bietet sich beispielsweise Golfspielen als Alternative an, das ist ein konditionsfördernder Spaziergang von vier bis sechs Stunden, bei dem man ca. 200 gymnastische Übungen macht.

Eine Kombination aus verschiedenen Sportarten verhindert einseitige Belastung und sorgt für ein ausgewogenes Training aller Muskeln.

Radfahren

Radfahren zählt ebenfalls zu den beliebten Breitensportarten. Hochmoderne Fahrräder und Sonderformen wie das Mountainbiking haben das »Radeln« populär gemacht. Man kann auf dem Standrad im Fitness-Studio, zu Hause oder auch im Freien trainieren – das Ergebnis ist das gleiche: Radfahren kräftigt Herz, Kreislauf, Lunge und vor allem die Beinmuskulatur. Nach Knieverletzungen oder -operationen ist Radfahren eine der effektivsten Reha-Methoden. Und da es die Füße nicht belastet, ist Radfahren optimal für Menschen mit Fußproblemen und Übergewicht.

Schwimmen

Schwimmen ist bei richtiger Technik die gesündeste Sportart. Die Muskulatur wird dabei gut durchblutet, der Kreislauf positiv stimuliert und die Belastung für die Gelenke ist fast null. Übergewicht spielt beim Schwimmen keine

Rolle. Der Auftrieb des Wassers nimmt dem Körper die Last der überflüssigen Pfunde. Die gleichförmige und ruhige Bewegung baut zudem Stress ab und löst Verspannungen. Und beim Schwimmen kann man sich eigentlich nicht verletzten. Gelegentlich treten Verspannungen im Bereich der Schulter-Nacken-Muskulatur auf, wenn man beim Brustschwimmen den Kopf über Wasser hält.

Rudern

Rudern beansprucht den ganzen Körper, ohne ihn einseitig zu belasten. Es spricht alle Muskeln an und trainiert die Ausdauer. Die Gelenke werden nicht überbeansprucht, die Verletzungsgefahr ist gering. Mit Rudern können Sie abnehmen und Muskeln aufbauen. Da die wenigsten Menschen einen Fluss oder See in der Nähe haben, um auf dem Wasser zu trainieren, kann man auf Standgeräten in Fitnessclubs oder zu Hause rudern.

Geräte-Training

Fitness-Studio heißt das Lösungswort für alle, die nur schwer den Einstieg finden. Vielen fällt es leichter, den inneren Schweinehund zu überwinden, wenn sie mit Gleichgesinnten trainieren und ein Trainer die Kommandos gibt. Die Fitness-Studios bieten außerdem verschiedene Trainingsmethoden wie z.B. »Steps« oder »Spinning« an, die gut geeignet sind, wenn man nicht alleine trainieren will. Man kann auch zu Hause ein Gerät aufstellen.
Seilhüpfen zählt zu den anstrengenden Varianten. Mit dem Seilhüpfen sollten man erst beginnen, wenn man durchs Joggen schon perfekt trainiert ist. Hier eine große Belastung für den vielleicht deformierten Fuß gegeben, die diesen Sport dann zur Qual macht.

Golf

Golf hat sich in den letzten Jahren zur Boomsportart entwickelt. Die lange Spieldauer in freier Natur hat entspannende Wirkung. Und wer einen 18-Loch-Golfplatz spielt, läuft zwischen sechs und acht Kilometer und absolviert dabei rund 200 gymnastische Übungen. Technik und Koordination spielen dabei eine große Rolle. Der Golfschwung bedeutet aber auch eine Rotation um den Körper, was Rücken und Bandscheibe belasten kann. Deshalb ist eine trainierte Rückenmuskulatur eine wichtige Voraussetzung, um das Spiel gesund und fit genießen zu können. Auch hier gilt für den älteren Menschen: Weniger ist mehr. Ein halber Golfschwung mit moderater Drehung ist gesund und hat im Ergebnis auch den gewünschten Erfolg. Das individuell gestützte Schuhwerk kann auch den unter einer Fußdeformität leidenden Menschen diesen Sport ermöglichen.

Stretching

Stretching gehört zu jedem Sport – am besten als festes Ritual zu Beginn und am Ende des Trainings. Vor und nach Ihrem Sportprogramm lockert das Stretching Ihre Muskeln. Richtiges Dehnen macht die Muskeln beweglicher und geschmeidiger und beugt Verletzungen vor. Beim Stretching wird weder gewippt noch gerissen. Alle Dehnübungen sollten mit Ruhe ausgeführt werden, und während der Dehnung ist auf gleichmäßige Atmung zu achten. Man spürt nur ein leichtes Ziehen im jeweiligen Muskel. Bei Schmerz oder Zittern ist die Dehnung falsch oder zu stark. Wichtig: Der Rücken ist bei jeder Drehübung gerade; vermeiden Sie einen Katzenbuckel.

Am Anfang und am Ende einer sportlichen Betätigung steht das Stretching. Es wärmt und dehnt die Muskulatur und verringert das Verletzungsrisiko.

Passende Sportschuhe

Gerade die Älteren unter Ihnen werden sich an den äthiopischen Marathonläufer Bikila Abebe erinnern, der die Welt bei den Olympischen Sommerpielen 1960 verblüffte: Er lief die gesamte Strecke barfuß und siegte. Also werden viele sagen: »Brauchen wir denn überhaupt Sportschuhe?« Und werden sich möglicherweise bestätigt fühlen beim Anblick der jungen Südafrikanerin Zola Budd, die im Finale eines Langstreckenlaufes der Olympiade 1984 in Los Angeles ebenfalls auf Laufschuhe verzichtete. Beide liefen barfuß aus individuellen Gründen: Bikila Abebe lernte laufen in seinem Heimatland, auf staubigen, steinigen, unebenen Wegen und über heißen Sand – und er kannte keine Schuhe, denn die gab es für ihn nicht. Das Barfußlaufen war somit die natürlichste Art der Fortbewegung für ihn. Und wäre er, aus welchen Gründen auch immer, mit Schuhen gestartet, wäre das olympische Abenteuer schon nach wenigen Kilometern für ihn beendet gewesen. Seine Füße waren von Natur aus stark und widerstandsfähig, mit einer extrem dicken Fußsohle versehen und damit ideal für die natürliche Laufbewegung ausgerüstet.

Zola Budd hatte ebenfalls das sportliche Laufen als Barfußläuferin begonnen, und zwar auf Kunststoffbahnen. Auch ihre Füße wurden durch dieses natürliche Training besonders gefestigt. Und deswegen lief sie in Los Angeles erfolgreich – barfuß –, weil sie es gewohnt war und der Fuß nach dieser Art Training keine Schuhe vertragen hätte. Später ist sie auf spezielle Laufschuhe umgestiegen.

Tipps für den Einkauf von Sportschuhen

- Probieren Sie die Schuhe unbedingt vor dem Kauf an. Der ideale Zeitpunkt für die Anprobe ist am Nachmittag, weil die Form des Fußes sich im Tageslauf leicht verändert.
- Haben Sie keine Hemmungen, den Schuh im Laden zu testen. Ein guter Verkäufer nimmt sich Zeit und berät Sie beim Kauf. Fachgeschäfte verfügen in der Regel über ein Laufband, auf dem Sie die Schuhe ausprobieren können.
- Wichtig ist nicht nur die Größe, sondern auch die Passform des Sportschuhs. Er muss ungeschnürt perfekt sitzen. Die Schnürung selbst dient nur der persönlichen Anpassung an den festen Sitz. Die Ferse braucht Halt, die Fußzehen benötigen genügend Freiraum.
- Wenn Sie orthopädische Einlagen tragen müssen, bringen Sie diese genauso mit wie die Strümpfe, die Sie normalerweise zum Sport anziehen.

Für jede Sportart ein spezieller Schuh

Die »Gehwerkzeuge« des heutigen Menschen sind zunehmend degenerativen Entwicklungen unterworfen. Deshalb ist es gerade beim Sport wichtig, dass wir gute, den Fuß jeweils optimal unterstützende Schuhe tragen. Das gilt vor allem für Menschen mit problematischen Füßen, weshalb ich Ihnen dieses Kapitel ganz besonders ans Herz lege. Für jede Sportart gibt es die entsprechenden Schuhe. Das ist kein Versuch der Hersteller, ihren

Umsatz zu steigern. Jeder Schuh berücksichtigt in Form und Ausstattung die besonderen Bedürfnisse bei der Bewegung. Er fungiert als Stoßdämpfer und Abstoßhebel – ein Werkzeug im Sport, auf das Sie nicht verzichten können. Legen Sie auf Sportschuhe besonderes Augenmerk. Gute Schuhe federn den Fuß optimal ab und schützen die Gelenke. Der Sportschuh muss ungeschnürt perfekt sitzen. Die Schnürung selbst dient nur der persönlichen Anpassung an die Festigkeit.

Gute Einlagen für die individuelle Anpassung

Mit Einlagen lassen sich auch solche Sportschuhe an die jeweilige Fußform anpassen. Eine normale oder Stufen-Einlage oder eine Einlage mit Polsterung hilft beim Spreizfuß. Torsionseinlagen entlasten die Fußinnenseite, Detorsionseinlagen den Fußaußenrand. Einlagen mit Streckbettung wirken gegen den Hohlfuß.
Bei einer Überbelastung der Mittelfußköpfchen helfen Einlagen mit Freistellung. Auch bei einem Fersensporn können spezielle Einlagen zum Einsatz kommen. Schmetterlingsrollen können bei einem stark durchgetreten Fuß eingebaut werden.

Auch der Amateur kann mit Hilfe des Arztes und eines guten Orthopädiemechanikers individuelle Schuhanpassungen bekommen und damit wie ein Hochleistungssportler versorgt werden.

Auf weichem Untergrund laufen

Die richtigen Schuhe sind eine Wissenschaft für sich. Kaufen Sie Ihre Sportschuhe deshalb nur im Fachgeschäft. Beim Laufen spielt der Untergrund (Waldboden, Straße, Laufband), auf dem Sie laufen wollen, genauso eine Rolle wie Ihr Körpergewicht und Ihr Trainingspensum. Suchen Sie sich zum Laufen oder Walken ein Piste aus, die möglichst gerade und eben ist. Ein Waldboden ist optimal, Feld- oder Parkwege sind akzeptabel. Wer auf Straßen oder asphaltierten Gehwegen läuft, strapaziert auf Dauer Füße und Gelenke, selbst wenn die Schuhe noch so gut gepolstert sind.
Natürlich sollen Sie sich auch einen schönen Sportschuh aussuchen, der trendy ist und ein bisschen auffällt. Im Vordergrund steht der Nutzen für die oft genug malträtierten und geschundenen Füße. Mit perfekt abgestimmtem Schuh und der richtig dosierten Sportart gewinnen Sie an Lebensqualität – und dies gilt auch für Ihren Fuß!

Laufschuhe

Laufschuhe sollten etwa 1000 Kilometer durchhalten. Viele Läufer ersetzen ihre Laufschuhe jahrelang nicht. Untersuchungen haben jedoch ergeben, dass Laufschuhe bereits ab 300 Kilometer Laufdistanz durch Materialermüdung in ihrer Funktion allmählich nachlassen; deshalb sollten Sie sich rechtzeitig von Ihren Laufschuhen trennen. Ein Laufschuh hat vielfältige Aufgaben zu erfüllen. Er muss den Fuß stützen, führen, schützen und den Aufprall dämpfen.

Ob Ihre Füße beim Laufen leiden oder Sie davon profitieren, hängt entscheidend vom Laufschuh ab. Lassen Sie sich in einem Fachgeschäft ausführlich beraten.

Lauftechnik: Beim Laufen unterscheidet man Rückfußläufer von Mittel- und Vorfußläufern. Während der Rückfußläufer beim Auftreten mit der Ferse das Knie gestreckt hält und der Aufprall stärker ist, fängt der Mittel- oder Vorfußläufer den Aufprall bei gebeugtem Knie- und Hüftgelenk besser ab.
Die Fersenkappen stabilisieren die Ferse an der Achillessehne und verhindern ein seitliches Kippen. Das ist vor allem für Überpronierer von Bedeutung.
Wer viel im Freien und nach Büroschluss im Dunkeln läuft, sollte auf Reflektoren am Schuh achten. Spezielle Nähte und Einsätze an der Ferse reflektieren das Scheinwerferlicht.

Führung: Die Stützlasche verstärkt den Schuh an der Innenseite und verhindert, dass man beim Abrollen zu stark einwärts kippt. Eine so genannte Zweihärtensohle führt den Fuß stabil durch die Abrollbewegung. Außen abgeschrägte Sohlen im Fersenbereich leiten den Fuß leichter in seine natürliche Abrollbewegung hinein. Flexkerben sind Einschnitte in der Vorfuß-Sohle und erleichtern das Abrollen. Ist die Sohle zusätzlich längs geteilt, verbessert sich die Anpassung an unebenen Untergrund.

Dämpfung: Die Rückfußdämpfung sorgt bei jedem Schritt für eine weiche Landung. Fast jeder Hersteller hat sein individuelles Dämpfungssystem. Es gibt Luft- und Gelkissen, Wabensysteme und stark dämpfende Kunststoffe. Bei den Zwischensohlen gibt es unterschiedliche Härtegrade. Für Überpronierer eignen sich Zweihärtesohlen. Eine Stabilitätsbrücke macht den Schuh leicht und stabil zugleich. Ein Dämpfungselement an der Außenkante der Ferse entlastet den Fuß bei der Landephase. Dieses kleine Element dient als Ergänzung zur normalen Rückfußdämpfung und ist besonders wichtig für Fersenläufer. Für die Vorfußdämpfung gibt es spezielle Elemente unter dem Fußballen.

So viel Technik hat auch ihren Preis: Gute Laufschuhe erhält man ab 100 €, sie sind für die Gesundheit Ihres Fußes aber jeden Cent wert.

Schuhe zum Wandern oder Golfen

Wanderschuhe oder Trekkingschuhe sollten leicht und bequem sein. Beim Tragen darf es keine Druckstellen geben, man muss sie auch nicht einlaufen. Die Sohle sollte jeden Tritt dämpfen und guten Halt bieten. Die Zehen müssen Platz haben, vor allem die Großzehe.

Golfschuhe müssen zwei Funktionen erfüllen. Golfer laufen ca. sechs bis acht Kilometer über Fairways und Wege. Golfschuhe müssen deshalb wie Sport- oder Wanderschuhe dieser Anforderung genügen und bequem zu tragen sein. Das Augenmerk richtet sich aber auf den Moment des Golfschwunges. Beim Abschwingen verlagert sich das Gewicht auf den vorderen Fuß, speziell auf den ersten Strahl. Der Golfer steht quasi am Ende des Schwunges nur noch auf dem Großzehengrundgelenk. Im Extremfall wird der Fuß auch noch abgeknickt. Barfuß lässt sich das am deutlichsten sehen.

Die häufigsten Fragen aus meiner Praxis

Sind Schuhe Gift für die Füße?

Keinesfalls. Passende Schuhe können eine Wohltat für die Füße sein. Problematisch wird es dann, wenn Schuhe die Füße in ihrer natürlichen Form behindern, also einengen oder in eine extreme Stellung bringen.

Wäre barfuß laufen die Lösung gegen alle Probleme?

Dann würden zumindest einige der Fußerkrankungen wegfallen oder erst viel später auftreten wie z. B. Hammerzehen. Im Gegenzug würden sicher die Beschwerden an Ferse und Achillessehne zunehmen.

Warum sind Fußprobleme vor allem ein Frauenthema?

Die weibliche Trias »Hormone – Vererbung – Eitelkeit« ist da nicht ganz unschuldig. Frauen haben Anlage bedingt ein anfälligeres Stütz- und Bindegewebe. Hinzu kommen die »üblichen Verdächtigen« wie hormonelle Einflüsse und Belastungen durch Schwangerschaft und Geburt und natürlich auch das Tragen zum Teil extrem hoher Schuhe trotz schwachen Stütz- und Bindegewebes. Stil und Design bei der Schuhmode nehmen leider keine Rücksicht auf die Gesundheit. Deshalb leiden etwa 85 Prozent aller Frauen ab 40 Jahre an erheblichen Fußbeschwerden.

Sind nur Frauenfüße besonders anfällig?

Nein. Bestimmte Sportarten fördern die Veränderung des Fußes. Bei Männern trifft es vor allem Fußballspieler, weil sie eine extrem hohe Belastung auf dem Standbein haben, bei Frauen überwiegend Turnier- und Balletttänzerinnen und Tennisspielerinnen. Natürlich sind alle »stehenden« Berufe gefährdet. Hier tragen die Füße die Hauptlast, meist den ganzen Tag. Das gilt für Frauen und Männer zugleich.

Wie sieht die Palette der Fußbeschwerden aus?

Zuerst sinken die Mittelfußköpfchen im Quergewölbe ab. Frauen spüren die Folgen schmerzhaft bei jedem Schritt, weil auf der Sohle am Fußballen

Hornhautschwielen entstehen. Je weiter die Mittelfußköpfchen absinken, um so größer wird Zug auf die Sehnen. Wie ein verkürztes Seil ziehen sie an den Fußzehen. Die sichtbare Folge sind Hammerzehen, die mit Hühneraugen »verziert« sind. Noch später kommen dann Deformierungen der Großzehe dazu und der Fuß wird durch starke Spreizung immer breiter.

»Harte« Hühneraugen entstehen, weil die Hammerzehen am höchsten Punkt gegen den Schuh drücken. »Weiche« Hühneraugen treten zwischen den Zehen auf, weil der Schuh die Zehen zusammengepresst hat.

Aber gegen Hühneraugen gibt es doch Pflaster?

Mein Rat: Nehmen Sie niemals Pflaster. Diese lösen mit der Wirksubstanz nur die Hornhaut auf und manchmal verätzen sie damit auch umliegende gesunde Haut mit der Folge einer Wunde, die schlecht heilt. Bei Diabetikern kann das zu Problemen führen. Und die Hühneraugen kommen wieder, solange die Ursache nicht behoben wird. Bei leichten Fällen kann eine versierte Fußpflegerin die Hornhaut entfernen. In schweren Fällen hilft nur eine Operation, in der die Mittelfußköpfchen angehoben und die Gelenkversteifungen gelöst werden oder der Druck verursachende Teil chirurgisch entfernt wird. Oft ist das mit einem kleinen Eingriff in lokaler Betäubung ambulant zu machen.

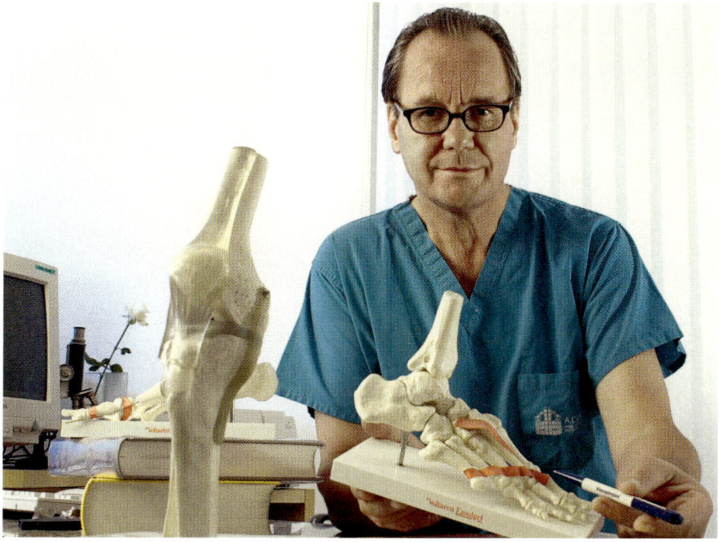

Mithilfe eines Modells des Fußskeletts können Sie leicht nachvollziehen, unter welcher Erkrankung Sie leiden.

Was tut man gegen eingewachsene Fußnägel?

Meist treten durch falsches Schneiden eingewachsene Fußnägel als Folge auf. Bei engen Schuhen kann es passieren, dass der Fußnagel nicht im Nagelbett wächst, sonder dieses verlässt und nach unten schmerzhaft einwächst. Laborieren Sie nicht selbst daran herum. Dieses Problem behebt der Fußpfleger, aber auch der Arzt.

Gibt es einen Zusammenhang zwischen Fußfehlstellungen und Pilzerkrankungen des Zehennagels?

Menschen mit Platt-, Hohl- oder Spreizfüßen oder Menschen, die unter Verformungen der Zehen leiden, z.B. an Hammerzehen, haben ein erhöhtes Risiko an Fußpilz zu erkranken. Dies liegt an der größeren Gefahr der Beeinträchtigung der Ernährung des Nagels durch Druck. Dadurch wird der Nagel empfänglich für das Eindringen der Pilzsporen in die Zwischenräume der Hornzellen.

Warum sollten Sportler besonders auf ihre Füße achten?

Aufgrund der höheren Beanspruchung, wie z.B. beim Fußball, sind Sportlerfüße einem größeren Risiko ausgesetzt. Außerdem sind die Füße im Falle eines Profis dessen »Werkzeug«. Also sollten die Füße besonders gepflegt und so vor den vielfachen Erkrankungen geschützt werden.

Bei Nagelpilz wird nur noch in Extremfällen der Nagel gezogen. Mit der Entwicklung von Anti-Pilz-Nagellacken kann dieses Problem heute sehr patientenfreundlich angegangen werden.

Warum handelt man sich in Hallenbad oder Sauna leicht Fußpilz ein?

Bäder und Saunen sind wahre Brutstätten für Pilze, weil dort ein feucht-warmes Klima herrscht. Das bedeutet aber nicht, dass ein gesunder Mensch dort sofort einen Pilz bekommt.

Es kommt auf die gesundheitliche Verfassung, beziehungsweise auf die der Füße an: Wenn man chronisch krank oder das Immunsystem geschwächt ist oder wenn man Verletzungen an den Füßen hat, muss man tatsächlich vorsichtig sein und sollte an diesen Orten auf jeden Fall Badeschlappen tragen. Zusätzlich sollte man die Füße mit einem Extra-Handtuch intensiv abtrocknen.

Was ist mit Fußgymnastik im Kampf gegen die Fußschmerzen?

Grundsätzlich ist jedes Training der Muskulatur, die das Quer- und Längsgewölbe unterstützt, sinnvoll, da durch die krankhafte Veränderung des Fußes die Muskulatur extrem gedehnt wird und somit »ausleiert«.

Wie kann man Füße trainieren?

Eine gezielte Fußgymnastik umfasst das spielerische Ausprobieren verschiedener Gangarten, das heißt man geht erst auf den Zehenspitzen dann auf den Fersen, abwechselnd auf dem Innen- und Außenrand des Fußes. Man kann den Fuß am Boden auflegen und mit den Zehen nach vorne ziehen oder ein Handtuch am Boden auflegen und mit den Zehen herziehen. Man kann die Großzehe nach innen spreizen, dann alle Zehen spreizen und mit den Zehen »Klavierspielen«.

Ab wann hilft nur noch eine Fußoperation?

Wenn nach Absinken des Längs- und/oder Quergewölbes Hammer- oder Ballenzehen entstanden sind. Der erkrankte Fuß wird sich immer weiter zum Schlechten hin verändern. Ist der angeborene Ballenzeh schon in jungen Jahren erkennbar, sollte und kann er unmittelbar nach Verschluss der Wachstumsfugen operiert werden, bei Frauen ab dem 16. und bei Männern ab dem 20. Lebensjahr.

Die neuen, schonenden Operationsmethoden sind bereits im jugendlichen Alter anwendbar, weil keine funktionierenden Gelenke zerstört werden.

Warum schmerzen manche Fußbeschwerden so sehr?

Je komplexer die Deformität des Fußes ist, also Senk-Spreizfuß, vielleicht kombiniert mit Knick-Plattfuß und Achsabweichungen der Großzehen, um so mehr beeinträchtigt ist die Leistungsfähigkeit des Fußes. Das bedeutet Stress für den Fuß. Der Druck auf die Sohle und die darunter exponiert liegenden Mittelfußköpfchen verstärkt sich, meist kommt es dann auch zu extremen Dehnungen der Nerven, rasende Schmerzen sind die Folge. Der Fuß ist aus seinem Gleichgewicht geraten. Das Gelenk am Großzeh verrenkt sich, die Gelenkkapsel gerät in Mitleidenschaft, Abnutzungen des Knorpels führt zu Gelenkreiben – für den Fuß ein Horror-Szenario.

Kann es für eine Operation zu spät sein?

Nein, aber die meisten Frauen kommen viel zu spät zum Arzt. Sie wissen nicht, dass man mit den heutigen Methoden auf sanfte Art und Weise sehr früh schon Korrekturen der Fußdeformitäten vornehmen kann. Die bisher geübten Operationsmethoden, die meist mit dem Verlust des entsprechenden Gelenkes einher gingen, schreckten die Frauen zurecht ab. In der Regel kommen Frauen erst, wenn die Schmerzen im Fuß unerträglich geworden sind. Der Schmerz ist jedoch das letzte Signal. Die Deformität ist ja ein Prozess von 10 bis 15 Jahren, an dessen Ende der Schmerz steht. Und das müßte nicht sein.

Ist ein sehr deformierter Fuß schwieriger zu operieren?

Ja, weil die Stellung der Gelenkanteile meist schon sehr fixiert also steif ist. Veränderung und Abnutzung sind weit fortgeschritten. Trotzdem lässt sich fast jede komplexe Vorfuß-Deformität mit den neuen, schonenden Operationsmethoden beheben.

Die Füße erreichen nach dem Eingriff ihre ursprüngliche, genetisch angelegte Größe wieder, da der zur Operation führende Ballenzeh die Fußform verändert hat. In manchen Fällen braucht der operierte Fuß eine halbe Schuhgröße mehr von der Länge.

Was passiert nach der Operation?

Der Eingriff wird heute meist ambulant durchgeführt und die Patienten verlassen auf eigenen Füßen den OP. Man kann den Fuß sofort voll belasten. Ein Draht oder eine sichere Verschraubung ist als eine Art Schiene in den Fuß eingeführt und stabilisiert den operierten Fuß. Nach vier Wochen Rekonvaleszenz werden die nur zeitweilig benötigten Drähte entfernt, Schrauben werden meist für immer belassen. Jetzt beginnt die im Operationskapitel beschriebene Gesundungsphase.

Können beide Füße gleichzeitig operiert werden?

In 90 Prozent der Fälle werden beide Füße gleichzeitig operiert, weil man bei Anwendung moderner Operationsverfahren auch mit zwei operierten Füßen sofort laufen kann. Die Patienten können sich also selbst versorgen, sind nicht auf Pflege angewiesen. Was am Anfang natürlich nicht geht, ist stundenlanges Gehen und Stehen. Der Fuß sollte nach Belastungsintervallen immer wieder geschont also hoch gelegt und gekühlt werden.

Wie lange dauert der Heilungsprozess?

Nach vier Wochen wird der Fuß zur Rehabilitation freigegeben und Abdrücke von dem neu geformten Fuß für Einlagen gemacht. Diese Einlagen trägt der Patient bereits zwei Tage später – zunächst in bequemen und etwas breiteren Schuhe wie z. B. Jogging- oder Wander-Schuhen.

In den nächsten acht Wochen heilen die Knochen vollständig aus. Sollten während dieser Phase einmal Schwellungen auftreten, helfen Lymphdrainagen und Kühlung. Das so genannte »Schuhtraining« beginnt ab der siebten Woche nach der Operation.

Welche Risiken birgt eine Operation am Fuß?

Aufgrund der meist minimal-invasiven Operationsmethode, die ohne große Schnitte auskommt, sind die Risiken relativ gering. Sie bewegen sich im Rahmen der möglichen Risiken jeder Operation, wobei die ärztliche Erfahrung der letzen zehn Jahre in der Anwendung dieser Methode keine größere Komplikation erwarten lässt.

Wie erfolgreich ist die Operation?

Im Rahmen einer Multicenter-Nachuntersuchungs-Studie konnten unter Einbeziehung amerikanischer Ergebnisse für die Methoden der Neueinrichtung und Umstellung der Fußknochen in minimal-invasiver Technik eine hohe Erfolgsquote von guten und sehr guten Ergebnissen bei Patienten festgestellt werden, bei denen der Eingriff länger als sechs Jahre zurückliegt.

Sind Reha-Maßnahmen nach der Operation notwendig?

Eine gezielte Krankengymnastik ist nur in Ausnahmefällen wirklich notwendig. In der Regel genügt das ständige Bewegen der Zehen und eine Lymphdrainage sowie Spreiz- und Dehnübungen, um die Fußmuskulatur gezielt zu stärken. Wichtig ist es, die Übungen zweimal täglich selbst durchzuführen.

Beim Gehen sollte man besonders auf das Abrollen der Füße achten, damit sich die Funktion der Zehengrundgelenke und der wieder aufgerichteten Gewölbe normalisiert.

Ab wann ist der Fuß wieder voll belastbar?

Nach ca. sieben Wochen ist der Fuß soweit stabilisiert, dass man den gewohnten Tätigkeiten in Beruf, Haushalt und Sport nachgehen kann. In Anbetracht dass der Fuß manchmal über zehn Jahre und länger hinweg deformiert wurde, ist dieser Behandlungsverlauf extrem kurz.

Sollten Frauen also ganz auf Stilettos verzichten?

Nein. Ein maßvoller Einsatz der Highheels ist kein Problem. Der Fuß ist so angelegt, dass er jede Schuhform erträgt. Einzig allein die ständige Überlastung macht bei Veranlagung Schwierigkeiten. Wer Tag für Tag in Pumps oder Stilettos herumläuft, konzentriert sein Körpergewicht auf die Mittelfußköpfchen. Die Belastung kann zum Absinken des Quergewölbes, also zum Senkfuß führen. Bei Dauerbelastung entsteht dann der Ballenzeh. Stundenlanges Tragen von Highheels bringt außerdem Fußsohlen zum »Glühen«. Das Brennen entsteht durch Überbelastung, Überdehnung und Überreizung der Fußnerven.

Nur noch flache Schuhe zu tragen ist auch nicht die richtige Wahl: Damit wächst das Risiko, einen Plattfuß und Probleme mit der Achillessehne und den Fersen zu bekommen.

Sind Schuhe mit Plateausohlen akzeptabel?

Sie verhindern die Abrollbewegung des Fußes. Dieses »platte« Aufsetzen staucht die Füße. Das führt zu Schockwellen, die an Knie, Hüfte und Wirbelsäule weitergeleitet werden. Die Gelenke und der Rücken, sogar der Kopfschmerzen. Und die Gelenke verschleißen allmählich bei solcher unnormalen Dauerbelastung. Außerdem bedeutet das Tragen von Plateauschuhen körperliche Schwerstarbeit. Die Sohlen wiegen ca. 400 Gramm. Bei 10 000 Schritten am Tag hebt man also rund vier Tonnen mit den Füßen. Kein Wunder, dass man abends das Gefühl hat, Beine und Füße seien aus Blei.

Lösen »Gesundheitsschuhe« alle Probleme?

Natürlich unterstützen Gesundheitsschuhe den Fuß, und sie entlasten betroffene Stellen. Außerdem sind sie sehr bequem und engen die Füße nicht ein. Aber auch hier gilt: Abwechslung. Wer ausschließlich Gesundheitsschuhe trägt, die ja in ihrer Form sehr breit sind, entwickelt möglicherweise einen Spreizfuß.

Sind Sportschuhe eine Wohltat für die Füße?

Bei Jugendlichen sehr beliebt, aber für den Fuß nicht förderlich, ist das dauernde Tragen von Sportschuhen. Man bekommt garantiert einen Spreiz- und Plattfuß davon – abgesehen von der Tatsache, dass ein Schweißfuß entsteht. Sportschuhe sollten zum Sport und zum Laufen getragen werden.

Welche Schuhe kann man dann überhaupt tragen?

Füße brauchen verschiedene Absatzhöhen, von flachen Schuhen bis Schuhen mit etwa sieben Zentimeter Absatz ist alles möglich. Das ständige Tragen von ganz flachen Schuhen ist genauso nachteilig für den Fuß wie ständiges Laufen in Stöckelschuhen. Frauen sollten Highheels als Ausnahme tragen und nicht als Alltagsschuh. Wir vergessen leider viel zu oft, wie wichtig gesunde Füße sind. Frauen sollten ihnen so viel Aufmerksamkeit und Zuwendung schenken wie ihren Haaren oder Händen. Verschiedene Absatzhöhen, bequeme Passform bei den Schuhen und öfters mal ganz darauf verzichten und barfuß laufen – Ihre Füße werden es Ihnen danken.

Haben nur Erwachsene Fußprobleme?

Nein. Viele Kinder und Jugendliche haben heute schon Fußfehler. Die frühe Schuhversorgung und oft falsche, nicht kindgerechte Schuhe schwächen die Fußmuskulatur. Da in jungen Jahren selten Beschwerden auftreten, wird meist nichts unternommen. Und Schäden fallen oft erst bei einer Schuluntersuchung auf. Ganz ehrlich: Hier lohnt sich das Gespräch mit einem Fußspezialisten!

Wie vermeidet man Fußschäden bei Kindern?

Kleinkinder brauchen Bewegungsfreiheit. Barfuß gehen ist daher günstig, allerdings nur auf elastischen Böden, nicht auf Beton. Kinderschuhe sollten die höchste Qualität haben. Der Kinderfuß hat normalerweise kleine Fettpolster an der Innenseite und benötigt keine Einlage. Später verschwinden diese »Stütz«polster von selbst, dann sind gute Kinderschuhe mit fester Fersenfassung und Längsgewölbeführung optimal. Eltern sollten regelmäßig die Größe der Füße kontrollieren und zu klein gewordene Schuhe auswechseln. Diese sind nicht mehr für kleinere Geschwister geeignet!

Wie kann man »brennende« Füße heilen?

Der brennende Fuß ist eine äußerst unangenehme Empfindung an der Fußsohle. Ursächlich kommen zwei Erkrankungen in Frage: Die häufigste Form ist der neuropathische, diabetische Fuß. Bei Zuckerkranken ist der Stoffwechsel nachhaltig gestört. Im Blut bleibt so viel an Glukose und Glukose-Abbauprodukten übrig, dass Nerven direkt davon angegriffen werden. Hier ist die korrekte Einstellung des Blutzuckers das Mittel der Wahl. Wenn die Schädigung allerdings weit fortgeschritten ist, gibt es derzeit keine Heilung.

Missempfindungen wie brennende Füße können auch durch dauerhaften, abnormen Alkoholkonsum verursacht werden. Hier wirken die giftigen Abfallprodukte des Blutalkohols ebenso direkt schädigend auf die Nerven ein. Auch dabei mit den bekannten Folgen. Und noch eins: Einmal nachhaltig geschädigte Nerven sind bisher nicht zu retten.

Was sind »restless legs« und was kann man dagegen tun?

Diese weitgehend unerforschte Erkrankung kann sehr einschränkend für die Lebensqualität sein. Meist steht dahinter eine familiäre Häufung unklarer Herkunft. Es treten häufig in der Aufwachphase heftige, unruhige Zuckungen und Vibrationen auf, die stärker oder schwächer werden können. Eine Behandlung ist nur symptomatisch möglich, das heißt Massagen, Kühlpackungen, Friktionen oder ähnliche physikalische Maßnahmen können Linderung verschaffen. Es gibt auch Versuche mit starken Medikamenten aus der Tranquilizer-Gruppe, aber der Erfolg ist nicht ermutigend und die Nebenwirkungen sind stark belastend. Ich rate auch zu Autosuggestions-Techniken, die oft die beste Wirkung zeigen.

Was ist ein »Morton Neurom« und wie wird es behandelt?

Viele stark schmerzhafte Vorfußbeschwerden rühren von einem Morton Neurom her. Diese Reizschwellung im Bereich der sich vor jedem Zeh Y-förmig teilenden sensiblen Fußnerven kann für die Betroffenen sehr belastend sein. Ursache für diese Auftreibung rund um den entsprechenden Nerv – im Allgemeinen unter dem Bereich der Mittelfußköpfchen oder zwischen den Zehen – ist eine Dauerdehnung des Nerven durch starken Senkfuß. Dadurch kommt es zur Überreizung des Nerven, die dieser wiederum durch eine lokale Verdickung auszugleichen versucht. Zunächst ist das wirkungsvollste Mittel gegen diese Erkrankung eine individuell angepasste, den Mittelfuß entlastende Einlage oder Schuhzurichtung. Lässt dadurch der ständige Dehnungsstress am Nerven nach, kann dieser sich erholen und der Schmerz verschwindet oft ganz. Bei hartnäckigeren Fällen muss der Fußspezialist zusätzlich versuchen, mit einer Injektion direkt an das Neurom die Überlastungsentzündung zu unterbrechen. In aussichtslosen Fällen hilft eine Operation. Dabei wird der Nerv isoliert und in mikrochirurgischer Technik das Neurom vom ursprünglichen Nerven getrennt. Für die Betroffenen ist der Schmerz danach bald verschwunden, in manchen Fällen bleiben leichte Gefühlsstörungen zurück, an die sich der Einzelne aber bald gewöhnt und sie nicht mehr als unangenehm empfindet.

Auch nach einer rekonstruktiven Operation einer komplexen Vorfußdeformität kann das schmerzhafte Morton Neurom durch die Aufrichtung des Quergewölbes behoben sein.

Welche Schuhe kann ich, 73 Jahre und mit Fußproblemen, zum »Walken« tragen?

Es ist toll, zu erfahren, dass auch ältere Menschen sich aktiv mit geeigneten Sportarten befassen und sie mit großem Elan ausüben. In Ihrem speziellen Fall gibt es eine einfache Lösung: die heutigen Sportschuhe werden auch für die Sportart Walken gefertigt. Diese Schuhe sind, was die Stabilität, Flexibilität und Stoßdämpfung angeht, allen anderen »Gesundheits«schuhen überlegen.

Ein Fußspezialist sollte Ihnen spezielle Sporteinlagen anpassen, dann hat der deformierte Fuß für Ihre Aktivitäten den richtigen »Anzug« und Sie können weiterhin aktiv und komfortabel in die Zukunft laufen – trotz Ihrer Fußprobleme.

Gibt es Schönheitsoperationen für hässliche Füße?

Verständlicherweise bereitet es Frauen großen Kummer, wenn neben dem gesundheitlichen Problem zugleich Schönheit und Attraktivität ihrer Füße stark beeinträchtigt sind. Gerade in der Sommerzeit offenbaren Sandalen bei fast 85 Prozent aller Frauen »hässliche« Füße. Dabei handelt es sich um den auffällig verschobenen Großzeh, der durch seine Ballenform oft über die Riemchen des offenen Schuhs unansehnlich herausragt. Hinzu kommen oft Hühneraugen, Blasen, Druckstellen. Neben den damit verbundenen Schmerzen leiden Frauen unter der Hässlichkeit der Fußveränderung. Die bisherigen Operationsmethoden zur Korrektur solcher unschönen und erkrankten Füße schreckten viele Betroffene ab. Monatelange Heilungszeiten, Gelenkverlust, Knorpelverschleiß und Schmerzen waren mögliche Folgen. Das war die Vergangenheit.

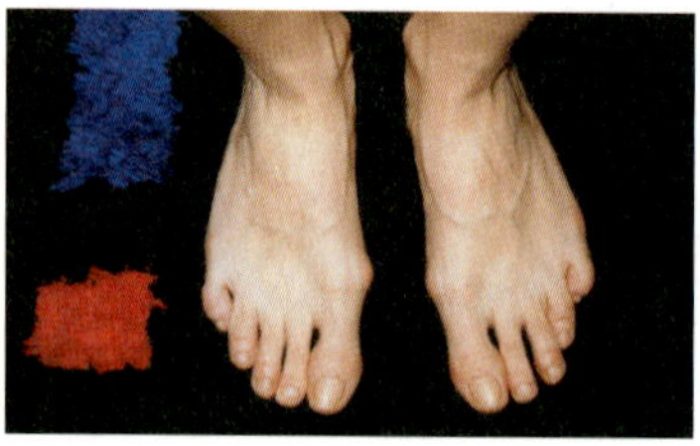

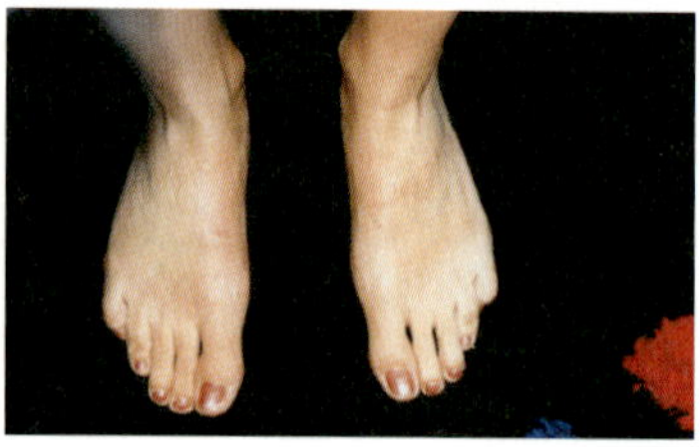

Die modernen Operationsmethoden liefern neben der Heilung auch ein kosmetisch einwandfreies Ergebnis und geben Frauen (und Männern) auch das ästhetische Wohlbefinden zurück. Obwohl Gesundheit und Verbesserung der Funktion des Fußes im Vordergrund stehen, können wir mit ästhetischer Fußchirurgie auch viel für die Schönheit des Fußes tun. Die modernen Methoden schonen nicht nur den Patienten, sondern stellen auch bei kaum sichtbaren Mini-Narben die Ästhetik des Fußes wieder her.

Weitere Informationen finden Sie auch auf meiner Homepage unter www.drnollau.de

Wie sieht eine solche moderne Operationsmethode aus?

Der eigentliche Eingriff wird nach gründlicher Vorbereitung in etwa zwei bis fünf Minuten in örtlicher Betäubung durchgeführt. Diese kurze Operationszeit verbunden mit einer minimal–invasiven Vorgehensweise ist ein weiterer Vorteil für die an einer so genannten Vorfuß-Deformität leidenden Patienten.

Die Operation kommt ohne breite Wundöffnung aus, stellt durch Verschiebung des abgewichenen Knochens und Aufrichtung des Großzehen-Endgliedes die Schönheit eines »normalen« Fußes wieder her. Dies verbessert gleichzeitig die Funktion dramatisch. Der ambulant unter klinischen Bedingungen durchgeführte Eingriff erlaubt sofortiges Gehen mit den operierten Füßen in speziellen Sandalen, wobei auch hier schon auf eine präsentable Schuhform Wert gelegt wird. Bei optimalem Heilverlauf ist es bereits nach zwei Monaten möglich, mit den »neuen, schönen« Füße in die ersehnten tollen Schuhe zu schlüpfen; auch höhere Absätze sind vertretbar.

Register

Die Autoren

Dr. med. Dieter Nollau, Chirurg und Sportmediziner, ist anerkannter Spezialist für Fußerkrankungen mit eigener Praxis und ärztlicher Leiter des Deutschen Fußinstitutes in München.
Nadja Haas ist freie Journalistin und Autorin mit Schwerpunkt Gesundheit.

Wichtiger Hinweis

Die im Buch veröffentlichten Ratschläge wurden mit größter Sorgfalt von Verfassern und Verlag erarbeitet und geprüft. Eine Garantie kann jedoch nicht übernommen werden. Ebenso ist eine Haftung der Verfasser bzw. des Verlages und seiner Beauftragten für Personen-, Sach- oder Vermögensschäden ausgeschlossen.

Impressum

Bildnachweis:
Umschlag: ZEFA/H.G.Rossi
Rückumschlag: Mauritius/Jiri

Fotos: Arteria Photography S. 49; Bayer AG/ Canesten S. 2/3, 5; Corbis/Underwood & Underwood S. 9; Focus/SPL/Hugh Turvey S. 22; Mauritius/age S. 20, 44/Jiri S. 31/ Stock Image S. 68/Flecks S. 100; PhotoDisc S. 6; Stefanie Schiewe S. 17; Siemens S. 40; Superbild/B.S.I.P. S. 28; Elke Werner S. 36, 38, 80, 90, 93, 94-95, 117, 126; Sascha Vuillemet S. 10

Illustration: Nicolas Neubauer S. 14
Zeichnungen: Fred Butzke S. 34;
Klaus Dursch S. 56, 77, 85, 86-87, 88, 108

Bibliografische Information Der Deutschen Bibliothek
Die Deutsche Bibliothek verzeichnet diese Publikation in der Deutschen Nationalbibliografie; detaillierte bibliografische Daten sind im Internet über http://dnb.ddb.de abrufbar.

© 2003 by Nadja Haas
Deutsche Erstausgabe: Knaur Ratgeber Verlage.
Ein Unternehmen der Droemerschen Verlagsanstalt Th. Knaur Nachf. GmbH & Co., München.
Alle Rechte vorbehalten

Das Werk einschließlich aller seiner Teile ist urheberrechtlich geschützt. Jede Verwertung außerhalb des Urhebergesetzes ist ohne Zustimmung des Verlages unzulässig und strafbar. Das gilt insbesondere für Vervielfältigungen, Übersetzungen, Mikroverfilmungen und die Einspeicherung und Verarbeitung in elektronischen Systemen. Bei der Anwendung in Beratungsgesprächen, im Unterricht und in Kursen ist auf dieses Buch hinzuweisen.

Projektleitung: Franz Leipold
Bildredaktion: Sylvie Busche (Ltg.)
Redaktion: Dr. Marion Ónodi, Planegg
Herstellung: Jörg Alt
Satz und DTP: Gaby Herbrecht, München
Umschlagkonzeption: Zero Werbeagentur, München
Printed in Italy

ISBN 3-426-66775-4

Bitte besuchen Sie uns im Internet: www.droemer-knaur.de

Weitere Titel aus den Bereichen Gesundheit, Fitness und Wellness finden Sie im Internet unter www.wohl-fit.de